Ratgeber ADHS bei Erwachsenen

**Ratgeber zur Reihe Fortschritte der Psychotherapie**
Band 28

Ratgeber ADHS bei Erwachsenen

von Dr. Elisabeth Nyberg, Dr. Maria Hofecker-Fallahpour und Prof. Dr. Rolf-Dieter Stieglitz

---

# Ratgeber
# ADHS bei Erwachsenen

Informationen für Betroffene
und Angehörige

von Elisabeth Nyberg, Maria Hofecker-Fallahpour
und Rolf-Dieter Stieglitz

HOGREFE

GÖTTINGEN · BERN · WIEN · PARIS · OXFORD · PRAG
TORONTO · BOSTON · AMSTERDAM · KOPENHAGEN
STOCKHOLM · FLORENZ · HELSINKI

*Dr. phil. Elisabeth Nyberg*, geb. 1961. Seit 2002 Psychologische Psychotherapeutin an den Universitären Psychiatrischen Kliniken (UPK) Basel.

*Dr. med. Maria Hofecker-Fallahpour*, geb. 1959. Seit 2006 als Fachärztin für Psychiatrie und Psychotherapie in eigener Praxis in Basel tätig.

*Prof. Dr. rer. nat. Rolf-Dieter Stieglitz*, geb. 1952. Seit 2000 Extraordinarius für Klinische Psychologie und Psychiatrie und Inhaber einer Doppelprofessur der Medizinischen Fakultät und der Fakultät für Psychologie an der Universität Basel sowie Leitender Psychologe an den Universitären Psychiatrischen Kliniken (UPK) Basel.



**Bibliografische Information der Deutschen Nationalbibliothek**
Die Deutsche Nationalbibliothek verzeichnet diese Publikation in der Deutschen Nationalbibliografie; detaillierte bibliografische Daten sind im Internet über http://dnb.dnb.de abrufbar.


Göttingen · Bern · Wien · Paris · Oxford · Prag · Toronto · Boston
Amsterdam · Kopenhagen · Stockholm · Florenz · Helsinki
Merkelstraße 3, 37085 Göttingen

**http://www.hogrefe.de**
Aktuelle Informationen · Weitere Titel zum Thema · Ergänzende Materialien



---

Umschlagabbildung: © Hogrefe, Göttingen
Illustrationen: Klaus Gehrmann, Freiburg; www.klausgehrmann.net
Satz: ARThür Grafik-Design & Kunst, Weimar
Gesamtherstellung: PBtisk a.s., Příbram
Printed in Czech Republic
Auf säurefreiem Papier gedruckt

ISBN 978-3-8017-2224-1

# Inhalt

**Vorwort** ... 7

**1 ADHS im Erwachsenenalter – Was ist das?** ... 9
1.1 Wie äußert sich eine ADHS? ... 9
1.2 Wie diagnostiziert man eine ADHS? ... 10
1.3 Wer ist davon betroffen? ... 18
1.4 Wie entwickelt sich das Krankheitsbild? ... 20
1.5 Wie wirkt sich eine ADHS aus? ... 22

**2 Wie entsteht eine ADHS und warum geht sie nicht von alleine weg?** ... 26
2.1 Gängige Vorurteile zur Entstehung der ADHS ... 26
2.2 Was wir heute über die Entstehung von ADHS wissen ... 27

**3 Wie sieht die Behandlung aus?** ... 32
3.1 Gängige Vorurteile gegenüber der Behandlung der ADHS ... 32
3.2 Was sind die Eckpfeiler der Behandlung? ... 33
3.3 Was können Sie tun, um mehr Kontrolle über Ihre ADHS zu bekommen? ... 37
3.3.1 Ihre Situation annehmen und sich für einen neuen Weg entscheiden ... 37
3.3.2 Ihre Verletzlichkeit für heftige Gefühle verringern ... 38
3.3.3 Ihren bewertenden Gedanken auf die Spur kommen und verändern ... 40
3.3.4 Die Verhaltensanalyse: Lernen, schwierige Situationen zu analysieren und Lösungen zu finden ... 43
3.3.5 Ihre Stärken und Fähigkeiten nutzen ... 45
3.3.6 Üben und wieder Üben ... 46
3.4 Wie sieht die medikamentöse Behandlung aus? ... 47
3.4.1 Gängige Vorurteile zur Behandlung mit Medikamenten ... 48
3.4.2 Was sind die Eckpfeiler der medikamentösen Behandlung? ... 48
3.4.3 Wie entdeckte man die paradoxe Wirkung von Stimulanzien auf die ADHS? ... 49

3.4.4 Wie kann man sich die Wirkung von Methylphenidat (MPH) im Gehirn vorstellen? . . . . . 50
3.4.5 Wie erfolgt die medikamentöse Behandlung der ADHS? . . . . 51
3.4.6 Welche Nebenwirkungen kommen häufig vor? . . . . . 52
3.4.7 Führen ADHS-Medikamente zu einer Abhängigkeit? . . . . . 53
3.4.8 Fallbeispiele . . . . . 54
3.5 Welche psychotherapeutischen Strategien haben sich bewährt? . . . . . 57
3.5.1 Bei Schwierigkeiten mit der Aufmerksamkeit . . . . . 57
3.5.2 Bei Hyperaktivität und Rastlosigkeit . . . . . 61
3.5.3 Bei Unordnung und Desorganisation . . . . . 62
3.5.4 Bei Impulsivität und bei Schwierigkeiten, Gefühle zu kontrollieren . . . . . 65
3.5.5 Bei Aufschieben . . . . . 70
3.5.6 Bei Schwierigkeiten in der Partnerschaft . . . . . 72
3.5.7 Fallbeispiel . . . . . 73

**4 Das Wichtigste in Kürze** . . . . . 80

**Anhang** . . . . . 82
Zitierte Literatur . . . . . 82
Literaturempfehlungen . . . . . 82
Selbsthilfeorganisationen . . . . . 83
Internetadressen . . . . . 86
Arbeitsblätter . . . . . 87

# Vorwort

Diesen Ratgeber haben wir für Betroffene und Angehörige geschrieben, die sich über die Symptomatik, den Verlauf, die Ursachen und die Behandlungsmöglichkeiten einer Aufmerksamkeitsdefizit-/Hyperaktivitätsstörung (ADHS) informieren wollen. Ein besonderer Schwerpunkt des Ratgebers liegt darauf, Betroffenen möglichst viele Selbsthilfestrategien zum Umgang mit der Symptomatik und den daraus resultierenden Problemen an die Hand zu geben. Im Kapitel 3 werden diese Strategien sehr pragmatisch und alltagsnah beschrieben. In diesem Kapitel werden ebenfalls die medikamentösen Behandlungsmöglichkeiten vorgestellt. Die Kapitel 1 und 2 beinhalten viele allgemeine Informationen zur ADHS und zum Teil auch Ergebnisse wissenschaftlicher Studien.

ADHS ist keine Modekrankheit, wie dies in den Medien häufig dargestellt wird. Es gab sie schon immer. Es handelt sich um eine nicht nur bei Kindern, sondern auch bei Erwachsenen häufige Erkrankung. Sie wird oft nicht erkannt oder erst viel zu spät diagnostiziert. Sie beginnt im Kindes- und Jugendalter und bleibt bei ca. 50 % der Betroffenen auch im Erwachsenenalter bestehen. Männer sind dabei etwas häufiger betroffen als Frauen.

ADHS im Erwachsenenalter wird in sehr vielen Fällen, wenn sie nicht rechtzeitig erkannt wird, nicht adäquat behandelt. Die daraus resultierenden Folgen manifestieren sich in einem hohen Leidensdruck, einer Chronifizierung der Störung verbunden mit vielfältigen Beeinträchtigungen (z. B. in Beruf oder Beziehungen) und einem deutlichen Verlust an Lebensqualität. Dies ist umso bedauerlicher, als zwischenzeitlich eine Vielzahl an wissenschaftlich gut überprüften Behandlungsmöglichkeiten zur Verfügung steht.

Da unser knapp gefasster Ratgeber nicht alle wichtigen Informationen enthalten kann, weisen wir im Anhang auf Möglichkeiten hin, wie Sie z. B. im Internet oder in weiteren Büchern ergänzende Informationen finden können. Auch haben wir verschiedene Organisationen aufgeführt, die als Ansprechpartner dienen können. Diese können Hinweise darauf geben, wo in der Nähe Ihres Wohnortes entsprechende Abklärungsmöglichkeiten und Behandlungseinrichtungen existieren.

Es ist nicht notwendig, den Ratgeber von A bis Z zu lesen, Sie können nach Ihren persönlichen Bedürfnissen das auswählen, was Sie besonders interessiert. Wenn Sie sich für die Selbsthilfestrategien interessieren, können Sie gleich mit Kapitel 3.3 beginnen. Zum Teil werden Sie als Leser direkt angesprochen. Je nach Kontext sprechen wir vom Betroffenen oder Patienten. Die Bezeichnung „Patient“ benutzen wir immer dann, wenn eine Person, die von einer ADHS betroffen ist, bereits in Behandlung ist.

Für die wertvolle Unterstützung bei der Erstellung dieses Ratgebers möchten wir uns ganz herzlich bei MSc P. Newark, MSc M. Elsässer und Dr. J. Buchli-Kammermann bedanken.

Basel, im Januar 2013

*E. Nyberg, M. Hofecker-Fallahpour*
und *R.-D. Stieglitz*

# 1 ADHS im Erwachsenenalter – Was ist das?

## 1.1 Wie äußert sich eine ADHS?

Bis vor kurzem existierte eine Vielzahl unterschiedlicher, z. T. verwirrender Abkürzungen zur Bezeichnung der Erkrankung. Im Englischen z. B. ADD (= Attention Deficit Disorder) oder ADHD (= Attention Deficit/Hyperactivity Disorder), im Deutschen Abkürzungen wie ADS (= Aufmerksamkeitsdefizitsyndrom) bzw. ADHS (Aufmerksamkeitsdefizit-/Hyperaktivitätsstörung) oder auch HKS (= hyperkinetische Störung) oder auch noch immer POS (= Psychoorganisches Syndrom). POS findet noch heute in der schweizerischen Gesetzgebung Anwendung, wird jedoch weiter gefasst als ADHS.

Im deutschsprachigen Bereich hat sich heute ADHS als Oberbegriff für die verschiedenen Facetten der Störung etabliert, egal welche Symptomatik im Vordergrund steht (z. B. eher Unaufmerksamkeit oder eher Hyperaktivität/Impulsivität oder auch beides).

Zentrales Kennzeichen der ADHS im Erwachsenenalter ist zunächst einmal wie im *Kindes- und Jugendalter* die sogenannte *klassische „Trias“:* Aufmerksamkeitsprobleme, (motorische) Hyperaktivität und Impulsivität. So zeigt sich die Unaufmerksamkeit beispielsweise in geistiger Abwesenheit im Unterricht, die Hyperaktivität beispielsweise durch das Nicht-Stillsitzen und die Impulsivität z. B. durch Wutausbrüche und aggressives Verhalten. Im *Erwachsenenalter* zeigt sich die *Symptomatik vielgestaltiger*. Es kommen weitere Bereiche wie chronische innere Unruhe, Vergesslichkeit und Stimmungsschwankungen hinzu. Auch die *Kernsymptomatik* (Aufmerksamkeitsprobleme, Hyperaktivität und Impulsivität) verändert sich, wenn sie im Erwachsenenalter bestehen bleibt. Wesentliche Symptome sind jedoch auch dann in irgendeiner Form wiederzufinden. Probleme im Bereich der *Aufmerksamkeit und Konzentration* können vielfältig und in Abhängigkeit von den Anforderungen sehr unterschiedlich sein. Bei einem Studenten oder Auszubildenden kann sich dies beispielsweise beim Lernen zeigen, indem er nicht stillsitzen kann und bei Vorlesungen oder im Unterricht nicht folgen kann. Bei einer Person, die in einem Büro tätig ist, können Probleme auftreten, wenn sie eher monotone Tätigkeiten ausüben muss oder sich schnell von Kollegen ablenken lässt. Probleme im Bereich der *Hyper-*

*aktivität* können sich z. B. im Fußwippen oder im Trommeln mit Fingern äußern. Die *Impulsivität* zeigt sich häufig in vorschnellen Entscheidungen oder auch in sehr umgrenzten Bereichen wie dem unnötigen Kaufen von Sachen (z. B. Musik, Filmen, Kleidung etc.).

Nicht nur die Symptomatik, sondern auch die *Folgen sind vielgestaltiger* als beim Kind oder Jugendlichen (vgl. auch Kapitel 1.5). Sie äußern sich auf unterschiedlichen Ebenen. *Beruflich* kann es z. B. das Nichterreichen von Zielen trotz vorhandener Begabungen sein („hinter den Möglichkeiten zurückbleiben"). Konflikte am Arbeitsplatz können entstehen, wenn Routine und Disziplin erwartet werden. Oft kommt es auch zu Abbrüchen der Ausbildung, häufigen Arbeitsplatzwechseln bis hin zur Arbeitslosigkeit. Auf der *sozialen Ebene* kann es z. B. zu Partnerschaftskonflikten, Trennungen und Scheidungen kommen.

Ebenfalls zu beachten ist das Risiko der Entwicklung einer weiteren psychischen Störung, wenn die ADHS nicht erkannt und behandelt wird. Das gleichzeitige Vorhandensein einer weiteren psychischen Störung wird auch als *Komorbidität* bezeichnet. Im Zusammenhang mit ADHS sind hier vor allem die Depression und Probleme mit Alkohol und Drogen zu nennen.

## 1.2 Wie diagnostiziert man eine ADHS?

Personen, die zu einer Abklärung kommen, äußern sich oft zu Beginn eines Gesprächs wie folgt:

- „Ich habe ein schon lang andauerndes Gefühl, irgendetwas stimmt mit mir nicht, weiß aber nicht, was es ist."
- „Das Leben geht irgendwie an mir vorbei."
- „Ich bekomme irgendwie mein Leben nicht geregelt."
- „Irgendwie bin ich immer schon anders als die anderen gewesen."

Der Diagnostiker hat dann die Aufgabe, diese Einschätzungen im Hinblick auf eine mögliche Diagnose ADHS zu präzisieren. Hierbei gilt es verschiedene Aspekte zu berücksichtigen, vor allem geht es letztlich um die Beantwortung von *vier zentralen Fragen:*

- Lässt sich nachweisen, dass die ADHS-Symptome schon *in der frühen Kindheit (vor dem 7. Lebensjahr) vorhanden* waren und diese Symptome,

zumindest ab Mitte der Schulzeit (d.h. mit ca. 10 bis 12 Jahren), zu schwerwiegenden und andauernden *Beeinträchtigungen* in verschiedenen Bereichen geführt haben?
- Existieren Belege, dass die ADHS-Symptome gegenwärtig wesentliche und beständige *Beeinträchtigungen in verschiedenen Lebensbereichen* verursachen?
- Gibt es *andere Störungen*, welche das klinische Bild besser erklären können als die ADHS?
- Bestehen neben der Diagnose ADHS *weitere psychische Störungen (= Komorbidität)?*

Bei vielen *Erwachsenen*, die zu einer Abklärung kommen, ergeben sich bei der Diagnosestellung spezielle *Probleme*:
- Die Störung wurde im Kindesalter nie diagnostiziert (Problem in Spezialsprechstunden: bis 90 %).
- Komorbide Störungen (z. B. Depression) überdecken die ADHS-Symptomatik.
- Eventuell können körperliche Störungen die Symptome bedingen (z. B. Über- oder Unterfunktion der Schilddrüse, Mangelernährung, Diabetes, bestimmte Herzprobleme).
- Ein Hauptproblem besteht jedoch darin, dass es keine expliziten bzw. adäquaten Kriterien für die Diagnose im Erwachsenenalter gibt!

Die Abklärung lässt sich in verschiedene Abschnitte unterteilen. Der *erste Schritt* in einer Abklärung stellt die sogenannte *Anamneseerhebung* dar. Darunter versteht man die Erhebung der bisherigen Lebens- und Krankengeschichte aus Sicht der Person selbst, oft ergänzt mit weiteren Informationen aus anderen Quellen (z. B. Angehörigen). *Inhalt* dieser Anamneseerhebung sind folgende Aspekte:

**Inhalte der Anamneseerhebung:**

- Anamnese bzgl. psychischer Störungen.
- Erfassung der ADHS-spezifischen Symptome.
- Erfassung von Differenzialdiagnosen (= mögliche andere Störungen als Erklärung der Symptomatik) und Komorbiditäten (= zusätzliche andere psychische Störungen).
- Ausschluss organischer psychischer Störungen.

- Internistische und neurologische Untersuchung.
- Interview mit Eltern und/oder Bezugspersonen (z. B. Partner oder gute Freunde).

Die Anamneseerhebung berücksichtigt besonders die psychischen Störungen (bisherige Behandlung und Problembereiche), die *Entwicklungsgeschichte* (Probleme in Schwangerschaft und Entwicklung), die *schulische Entwicklung* (allgemeine und spezifische Probleme während der Schulzeit), den *beruflichen Werdegang* (aktuelle und frühere Probleme bei der Arbeit und Ausbildung) und die *medizinische Anamnese* (körperliche Erkrankungen und Medikation). Die Anamneseerhebung erfolgt im Gespräch mit einem Arzt oder Psychologen (bzw. Psychotherapeuten). Auch alle weiteren verfügbaren Informationsquellen sollten miteinbezogen werden (z. B. auch Informationen der Eltern).

In einem *zweiten Schritt* kommen meist *diagnostische Hilfsmittel* zum Einsatz. Diese liegen mittlerweile in einer Vielzahl von Sprachen vor. Sie können bei einer Reihe von Fragen hilfreich eingesetzt werden.

Manchmal kommen auch Menschen in ADHS-Spezialsprechstunden, weil sie z. B. im Internet einen kurzen Fragebogen (sog. Selbst-Screening) gefunden haben und nun aufgrund des Ergebnisses den Verdacht haben, eine ADHS zu haben. Der diagnostische Prozess hat also bereits in Form einer Selbstdiagnose begonnen und soll nun durch eine differenzierte Untersuchung fortgesetzt werden.

Hat der Arzt oder Psychologe den Verdacht auf das Vorliegen einer ADHS, können auch hier zunächst sogenannte *Screeningverfahren* (= Verfahren, die mögliche Betroffene mit einer ADHS „herausfiltern") eingesetzt werden. Die Testwerte von Screeningverfahren können auf Betroffene hinweisen, bei denen mit einer hohen Wahrscheinlichkeit eine ADHS vorliegt. Bei einem auffälligen Wert sollte, wenn der Wunsch besteht, eine nähere Abklärung stattfinden. Das bekannteste Screeninginstrument ist die *Adult ADHD Self-Report Scale (ASRS)* der WHO (= Weltgesundheitsorganisation), welche in Auszügen als Arbeitsblatt 1 im Anhang dieses Ratgebers enthalten ist.

Arbeitsblatt 1 (vgl. Anhang, S. 89) enthält einen kurzen Screeningbogen für Erwachsene mit ADHS.

Es ist wichtig darauf hinzuweisen, dass ein auffälliges Ergebnis in diesem Verfahren nicht automatisch bedeutet, dass die Person unter einer ADHS leidet. Es ist lediglich die Wahrscheinlichkeit erhöht, dass diese Störung vorliegt. Eine differenzierte und umfassende Abklärung ist jedoch indiziert. Diese Abklärung sollte bei einer spezialisierten Einrichtung bzw. einem auf diese Problematik spezialisierten Fachmann (Arzt oder Psychologe bzw. Psychotherapeut) erfolgen. Dies empfiehlt sich deshalb, weil zur Abklärung der ADHS im Erwachsenenalter hinreichende Erfahrungen mit dem Störungsbild notwendig sind. Zusätzlich muss der Untersucher genügend Kenntnisse von geeigneten Fragebögen und klinischen Interviews haben, um den Verdacht einer ADHS im Detail zu überprüfen.

Weitere diagnostische Instrumente können dabei helfen, genaue und umfassendere Angaben zur Diagnosefindung bzw. dem Schweregrad der Störung zu gewinnen. Im deutschsprachigen Bereich liegt eine Reihe bewährter Verfahren vor. Hervorzuheben sind folgende:

- *Selbstbeurteilungsverfahren*, d.h. Verfahren, die von der Person selbst ausgefüllt werden:
  - Wender-Utah-Rating-Scale Kurzform (WURS-k),
  - ADHS-Selbstbeurteilung (ADHS-SB),
  - ADHS-Screening für Erwachsene (ADHS-E).
- *Fremdbeurteilungsverfahren*, d.h. Verfahren, die von einem ausgebildeten Untersucher (Arzt oder Psychologen bzw. Psychotherapeuten) durchgeführt werden:
  - ADHS-Diagnosen Checkliste (ADHS-DC),
  - Wender-Reimherr-Interview (WRI).

Gegenüber den an den gängigen Diagnostikleitlinien orientierten Verfahren, die weiter unten dargestellt werden, liegen auch Verfahren vor, die an anderen Konzepten orientiert sind. Im Hinblick auf Erwachsene ist besonders das von *Paul Wender* entwickelte Verfahren von besonderem Interesse. Danach kommen zu den Bereichen Aufmerksamkeitsstörung, Hyperaktivität und Impulsivität fünf weitere hinzu (vgl. Tab. 1). Diese sind jedoch im Hinblick auf das Verständnis der Störung im Erwachsenenalter nicht alle gleich wichtig. Während Aufmerksamkeitsstörungen und Hyperaktivität immer vorhanden sein müssen (Hauptkriterien), reichen von den anderen fünf Nebenkriterien zwei zur Diagnosestellung aus.

**Tabelle 1:** Kriteriengruppen der ADHS im Erwachsenenalter nach Paul Wender

| Hauptkriterien | Nebenkriterien |
|---|---|
| – Aufmerksamkeitsstörung<br>– Hyperaktivität | – Affektlabilität<br>– Desorganisiertes Verhalten<br>– Affektkontrolle (= Temperament)<br>– Impulsivität<br>– Emotionale Überreagibilität |

Es ist ausdrücklich darauf hinzuweisen, dass keines der genannten Instrumente alleine ausreicht, um eine Diagnose zu stellen. Dies kann nur im Gesamtkontext aller zur Verfügung stehender Informationen erfolgen. Bezüglich des *Vorgehens der diagnostischen Abklärung* sind zwei verschiedene Wege möglich, welche in Abbildung 1 dargestellt sind (in der Kindheit gesicherte Diagnose bzw. fehlende diagnostische Abklärung in der Kindheit). Liegt bereits eine gesicherte Diagnose im Kindesalter vor, gilt es in einem ersten Schritt abzuklären, inwieweit die diagnostischen Kriterien auch aktuell noch vorhanden sind. Wenn dies zutrifft, gilt es den Schweregrad zu bestimmen. Dies ist insofern wichtig, als ADHS sich in unterschiedlichen Schweregraden darstellen kann. So gibt es Betroffene, bei denen die Symptomatik weniger stark ausgeprägt ist als bei anderen, was entsprechende Konsequenzen im Alltag haben kann. Der häufigere Fall besteht jedoch darin, dass im Kindes- und Jugendalter keine Diagnose gestellt worden ist. Hier ist die Situation schwieriger, da anhand von möglichst vielen Informationen die Diagnose rückblickend gestellt werden muss. Auch hier gilt es, bei Bestätigung des Verdachts den Schweregrad zu bestimmen. Lässt sich der Verdacht nicht bestätigen, so gilt es zu überprüfen, ob andere Störungen die Symptomatik besser erklären können (z. B. Depression oder Angsterkrankung). Auch leichtere Formen einer ADHS dürfen nicht aus den Augen verloren werden.

Die Diagnosestellung im deutschsprachigen Bereich muss nach den Diagnosekriterien der ICD-10 (Internationale statistische Klassifikation der Krankheiten) der WHO erfolgen. Oft finden auch die Kriterien des DSM-IV (Diagnostisches und Statistisches Manual Psychischer Störungen) der APA (= Vereinigung amerikanischen Psychiater) Anwendung. Beide unterscheiden sich nur unwesentlich, wie man aus den Tabellen 2 und 3 entnehmen kann.

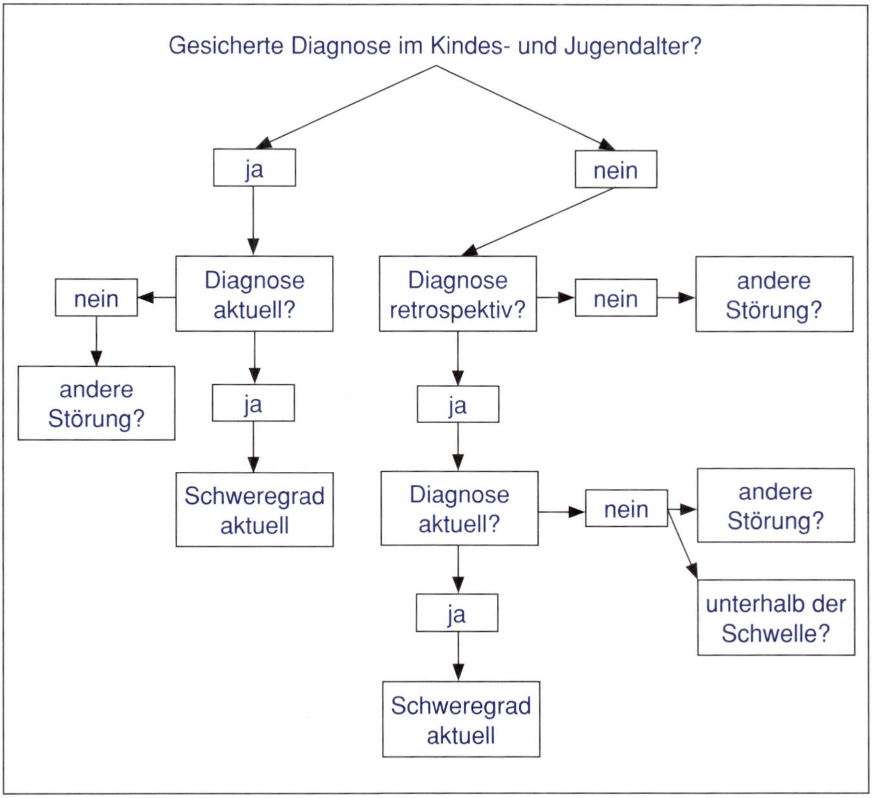


**Abbildung 1:** Diagnostischer Prozess der ADHS im Erwachsenenalter

**Tabelle 2:** Diagnostische Kriterien der ADHS in der ICD-10 (gekürzt)

| | |
|---|---|
| **Unaufmerksamkeit (mindestens 6 Symptome)** | 1 ist unaufmerksam gegenüber Details<br>2 hat Schwierigkeiten, die Aufmerksamkeit aufrechtzuerhalten<br>3 hört scheinbar nicht zu<br>4 kann Erklärungen nicht folgen, Pflichten nicht erfüllen<br>5 hat Probleme, zu organisieren<br>6 vermeidet Aufgaben, die geistiges Durchhaltevermögen verlangen<br>7 verliert Dinge<br>8 ist häufig abgelenkt<br>9 ist vergesslich im Alltag |

**Tabelle 2:** (Fortsetzung)

| | |
|---|---|
| **Überaktivität (mindestens 3 Symptome)** | 1 ist unruhig mit Händen und Füßen<br>2 kann nicht sitzen bleiben<br>3 läuft häufig herum<br>4 ist laut bei Aktivitäten<br>5 exzessive motorische Aktivitäten |
| **Impulsivität (mindestens 1 Symptom)** | 1 platzt mit Antworten heraus<br>2 kann schlecht warten<br>3 unterbricht und stört andere<br>4 redet exzessiv |

**Tabelle 3:** Diagnostische Kriterien der ADHS im DSM-IV (gekürzt)

| | |
|---|---|
| **A Unaufmerksamkeit (mindestens 6 Symptome)** | a macht Flüchtigkeitsfehler<br>b hat Schwierigkeiten, Aufmerksamkeit aufrechtzuerhalten<br>c scheint nicht zuzuhören<br>d führt Anweisungen nicht vollständig aus und bringt Arbeiten nicht zu Ende<br>e hat Schwierigkeiten, Dinge zu organisieren<br>f vermeidet bzw. hat Abneigung gegen Aufgaben, die geistige Anstrengungen verlangen<br>g verliert Dinge<br>h ist leicht ablenkbar<br>i ist vergesslich im Alltag |
| **B Hyperaktivität und Impulsivität (mindestens 6 Symptome)** | *Hyperaktivität*<br>a zappelt, rutscht auf Stuhl herum<br>b steht häufig auf<br>c läuft herum<br>d hat Schwierigkeiten, sich ruhig zu beschäftigen<br>e ist häufig wie angetrieben<br>f redet zu viel |
| | *Impulsivität*<br>g platzt mit Antworten heraus<br>h kann nur schwer warten<br>i unterbricht, stört andere |

Klassifikationssysteme, anhand derer Diagnosen gestellt werden, werden meist nach einigen Jahren überarbeitet, um neue wissenschaftliche und klinische Erkenntnisse zu berücksichtigen. So werden auch demnächst die ICD-10 und das DSM-IV durch die *ICD-11* und das *DSM-V* abgelöst werden. Während es bei der ICD-11 noch unklar ist, was sich verändern wird, zeichnen sich für das DSM-V folgende Änderungen ab:

- Anhebung des Ersterkrankungsalters auf 12 Jahre (bisher vor dem 7. Lebensjahr).
- Ergänzung von Beispielen bei den einzelnen diagnostischen Kriterien, die auch stärker auf das Erwachsenenalter Bezug nehmen.
- Stärkere Hinweise darauf, dass durch die Symptome Beeinträchtigungen in verschiedenen Lebensbereichen resultieren müssen.

Neben dem allgemeinen Problem der Anwendung der für den Kinder- und Jugendbereich entwickelten diagnostischen Kriterien auf Erwachsene, sind eine Reihe von Problemen und Schwierigkeiten zu beachten, die die Diagnosestellung erschweren:

- Mangelnde Motivation (die Person wird z. B. durch den Partner geschickt = fremdmotiviert).
- Es ist keine Fremdbeurteilung durch Dritte möglich (z. B. die Person will es nicht oder Dritte sind nicht verfügbar).
- Es besteht eine mangelnde Fähigkeit zur Selbstbeobachtung (Introspektionsfähigkeit: die Person kann z. B. nur unzureichend Symptomatik und Probleme beschreiben).
- Probleme bei der Erinnerung an Kindheit (die Person hat z. B. nur vage oder keine Erinnerungen).
- Es sind keine Zeugnisse vorhanden bzw. unzureichende Angaben (z. B. nur Noten und keine Beschreibung des Verhaltens).

Als Fazit bezüglich der Diagnosestellung kann Folgendes festgehalten werden:

- Die Diagnose einer ADHS im Erwachsenenalter ist letztendlich eine *klinische Diagnose*, d. h. sie ist nicht mittels apparativer Verfahren (z. B. EEG, bildgebende Verfahren) und testpsychologischer/neuropsychologischer Verfahren (z. B. Intelligenztests) zu stellen.
- Sie basiert auf einer umfassenden Anamnese, die um Testverfahren (z. B. Interviews, Selbst- und Fremdbeurteilungsverfahren) ergänzt wird, und unter Nutzung aller weiteren verfügbaren Informationen (z. B. Zeugnisse) gestellt wird.

## 1.3 Wer ist davon betroffen?

Leider existieren bis zum heutigen Tag immer noch Vorurteile gegenüber einer ADHS im Erwachsenenalter. Dies betrifft zum einen die Medien, in denen ADHS oft falsch dargestellt oder in Frage gestellt wird, insbesondere die Behandlungsmöglichkeiten. Aber auch in der Bevölkerung kursieren immer wieder Vorurteile gegenüber diesem Störungsbild. Selbst Fachleute sind bis zum heutigen Tag oft noch nicht davon überzeugt, dass es sich bei ADHS um ein eigenständiges Krankheitsbild handelt, obwohl eine Vielzahl von wissenschaftlichen Arbeiten hierzu eindrückliche Belege liefert.

Oft wird die Kritik an der ADHS im Erwachsenenalter an der meist undifferenziert dargestellten Behandlung mit Methylphenidat (MPH) und speziell mit Ritalin® fest gemacht. Bei Ritalin® handelt es sich um die erste bei Kindern und Jugendlichen mit ADHS erfolgreich eingesetzte Substanz. Meist ist die Kritik nicht durch Fachwissen gestützt, sondern eher durch mangelndes Wissen bzw. Vorurteile.

Die Fülle an Fachliteratur in diesem Bereich ist selbst für den Experten kaum noch zu überblicken. Dies betrifft weniger das Vorliegen von Büchern zum Themenbereich, sondern vor allem wissenschaftliche Arbeiten. So existieren bis heute (Stand: 17. Juli 2012) ca. 6000 Arbeiten, die sich mit ADHS in Erwachsenenalter beschäftigen. In den sogenannten Übersichtsarbeiten, wo verschiedene Informationen zusammengefasst sind, kommen die Fachleute in der Regel übereinstimmend zum Ergebnis, dass es sich bei ADHS um eine wichtige und häufige Störung im Erwachsenenalter handelt.

Im amerikanischen Raum wird ADHS im Erwachsenenalter seit Ende der 1980er/Anfang der 1990er Jahre verstärkt beachtet. So erschien 1994 im Magazin „Times“ eine Titelgeschichte, in der Franklin, Churchill, Einstein und Clinton als von ADHS Betroffene erwähnt wurden. Das erste Buch zum Thema gab es in den USA jedoch erst 1995 von Paul Wender, im deutschsprachigen Bereich erschien die erste Übersicht erst 1998. Bis Ende der 1990er Jahre wurde ADHS allerdings in keinem psychiatrischen Lehrbuch erwähnt.

Bis vor einigen Jahren herrschte noch überwiegend die Meinung:
- ADHS im Kindesalter wächst sich aus.
- ADHS im Erwachsenenalter gibt es nicht.

Erst seit einigen Jahren liegen präzise *Schätzungen zur Häufigkeit* der ADHS im Erwachsenenalter vor. Zunächst einmal ist allgemein akzeptiert, dass es sich bei der ADHS im Erwachsenenalter um ein weltweites Phänomen handelt, was durch viele Studien belegt wurde. Zwar ist die Häufigkeit des Auftretens der Störung in einzelnen Ländern oder sogar Kulturkreisen unterschiedlich, jedoch findet man dieses Krankheitsbild überall. Für den deutschsprachigen Bereich liegen seit kurzem verlässliche Zahlen für den Altersbereich der 18- bis 64-Jährigen vor, mit einer Schätzung von 4.7 %. D. h. zum Zeitpunkt der Untersuchung erfüllten 4.7 % der befragten Personen die Kriterien einer ADHS. Dieses Ergebnis stimmt mit den internationalen Daten sehr gut überein. Allgemein geht man heute davon aus, dass mehr Männer als Frauen betroffen sind (Verhältnis ca. 2 : 1).

Die erste epidemiologische Studie wurde in den USA durchgeführt und kam für den Altersbereich von 18 bis 44 Jahren zu einer Schätzung von ca. 4.4 %, was sich mit der aktuellen Studie im deutschsprachigen Bereich für den Altersbereich 18 bis 64 Jahre sehr gut deckt. Dass es sich bei der ADHS um ein weltweites Phänomen handelt, konnte in einer Studie der WHO (= Weltgesundheitsorganisation) belegt werden. In 10 Ländern ergab eine konservative Schätzung 3.4 % Betroffene (Alter 18 bis 44 Jahre). Der Prozentanteil in den verschiedenen Ländern variierte jedoch deutlich zwischen 1.2 % bis 7.3 %.

ADHS kann alle Menschen betreffen, auch solche die sich im Leben durch besondere Fähigkeiten und Erfolge auszeichnen, worüber immer wieder in der Presse berichtet wird. Auch im Internet finden sich immer wieder Verweise auf Prominente, die eine ADHS haben bzw. bei denen eine solche vermutet wird. Diese kommen aus sehr unterschiedlichen Bereichen wie Kunst, Musik und Kultur (z. B. Pink), Schriftsteller (z. B. Hermann Hesse), Schauspieler (z. B. Dustin Hoffman), Politiker (z. B. Winston Churchill), Unternehmer (z. B. Bill Gates) oder auch Wissenschaftler (z. B. Albert Einstein).

**Beispiel: Hermann Hesse**

So wird z. B. von Hermann Hesse berichtet, dass er ein fantasiereiches Kind voll Energie und Temperament gewesen sei. Er habe die Schule geschwänzt und die Eltern überlegten sich, ihn von zu Hause wegzugeben, da sie sich überfordert fühlten. Er selbst schätzte sich später selbst als schwierigen und sehr unartigen Sohn ein, mit dem die Eltern nicht fertig wurden. Bezüglich der Schulzeit erinnerte er sich auch nur an einen Lehrer, mit dem er ausgekommen sei.

Ein weiterer wichtiger Aspekt der ADHS auf den hingewiesen werden muss, ist die Komorbidität. Dieser Begriff bezeichnet das gemeinsame Auftreten von mehr als einer psychischen Störung. Schätzungen reichen bis ca. 80 %; demnach sind weitere Störungen die Regel und nicht die Ausnahme. Besonders häufig treten nach aktuellen Studien die folgenden Störungen komorbid auf:

- Affektive Störungen (verschiedene Formen der Depression),
- Angststörungen,
- Abhängigkeitserkrankungen,
- Persönlichkeitsstörungen.

Dies muss bei der Diagnostik berücksichtigt werden, da diese Störungen die eigentliche ADHS-Symptomatik überdecken können. Auch bei der Behandlung gilt es, komorbide Störungen zu berücksichtigen.

## 1.4 Wie entwickelt sich das Krankheitsbild?

Allgemein anerkannt ist zwischenzeitlich:

- dass sich die ADHS im Erwachsenenalter durch einen unterschiedlichen Verlauf der Symptome auszeichnet,
- dass die Aufmerksamkeitsstörungen andauern können und
- dass sich die Hyperaktivität und Impulsivität oft zurückbilden (dies wäre auch eine mögliche Erklärung für die häufige Aussage „Die Krankheit wächst sich aus.“).

Zum Verlauf der Erkrankung vom Kindes- und Jugendalter bis hin zum Erwachsenenalter existieren bisher wenige wissenschaftliche Arbeiten. Die wenigen weisen jedoch darauf hin, dass sich das Krankheitsbild bei ca. 50 % tatsächlich auswächst, während bei den anderen 50 % die Symptomatik mehr oder weniger stark vorhanden bleibt. So konnte in Studien gezeigt werden, dass nicht nur die Symptomatik andauert, sondern dass zwischen den drei wichtigen Komponenten Hyperaktivität, Impulsivität und Unaufmerksamkeit Unterschiede bezüglich des Verlaufs zu erkennen sind. Beim Kind und Jugendlichen werden in den ersten Lebensjahren vor allem die Hyperaktivität und Impulsivität für den Außenstehenden deutlich und mit der Zunahme von Verpflichtungen (z. B. in der Schule) allmählich auch die Unaufmerksamkeit und Verträumtheit. Im jungen Erwachsenenalter geht die Entwicklung in die Richtung, dass Probleme, die mit Unaufmerksamkeit verbunden sind, oft bestehen bleiben, wohingegen sich die Hyperaktivität und Impulsivität abschwächen können. Dies ist zur Veranschaulichung in Abbildung 2 dargestellt. Daraus ist erkennbar, dass sich Unaufmerksamkeit, Hyperaktivität und Impulsivität nicht zeitgleich und parallel entwickeln, sondern im Laufe des Lebens unterschiedliche Verläufe aufzeigen. Daraus resultieren unterschiedliche Konsequenzen. Während sich z. B. im Vorschulalter vor allem Verhaltensstörungen in Form von Unruhe manifes-

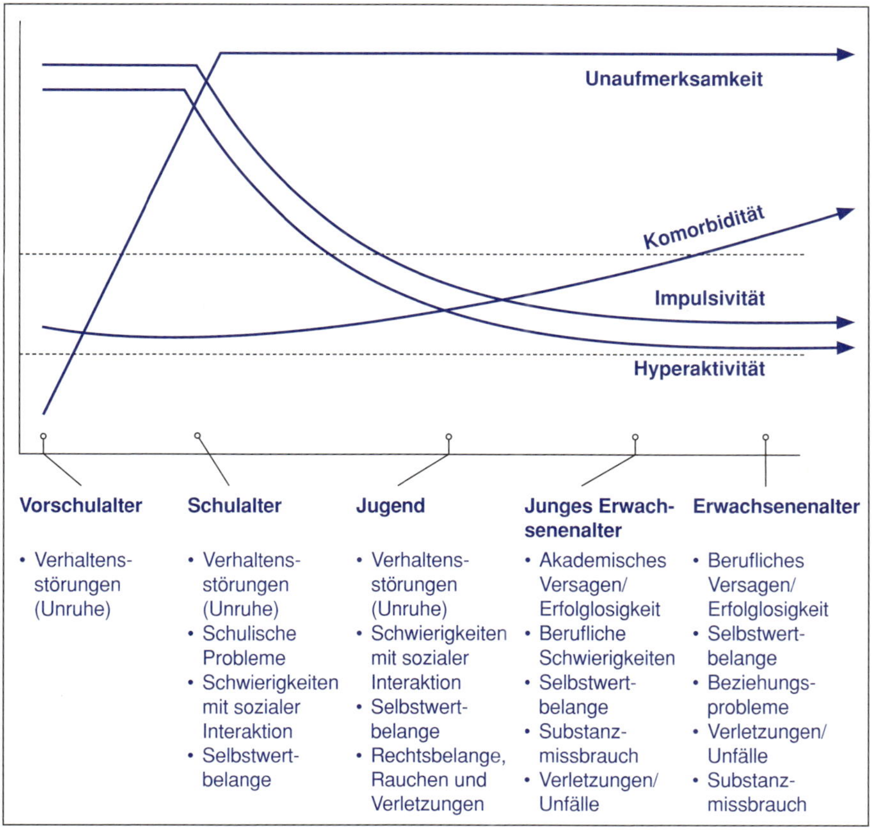


**Abbildung 2:** Verlauf der ADHS-Symptomatik vom Vorschulalter bis zum Erwachsenenalter (modifiziert nach Stahl & Mignon, 2009)

tieren, werden im Schulalter Leistungsprobleme und zunehmend auch soziale Schwierigkeiten erkennbar. In der Jugendzeit kommen gegebenenfalls neue Bereiche wie Probleme mit dem Selbstwert und erste rechtlich problematische Verhaltensweisen (z. B. Kriminalität) hinzu. Im jungen Erwachsenenalter bekommt der Bereich der Ausbildung mehr Gewicht und mit ihm resultierende Beeinträchtigungen. Weiter wird das Risiko des Substanzmissbrauchs oder von Verletzungen und Unfällen größer. Im Erwachsenenalter bleiben diese Probleme bestehen und das Thema Beruf und dabei auftretende Schwierigkeiten werden zunehmend wichtiger.

Ein großes *Problem bei der Behandlung* besteht darin, dass beim Übergang vom Kindes- und Jugendalter in das Erwachsenenalter behandlungsbedürftige ADHS-Betroffene oft „verloren" gehen. Es gibt einige Studien, die zeigen, dass viele Betroffene, die auch im Erwachsenenalter noch Symptome der ADHS aufweisen, nicht mehr behandelt werden, weil davon ausgegangen wurde, dass sich die Symptomatik im Erwachsenenalter auswächst. In solchen Fällen wurde häufig die Medikation mit dem 18. Geburtstag abgesetzt. Dies hat sich zwischenzeitlich als ein großer Irrtum erwiesen und hatte für die Betroffenen oft gravierende Folgen. Das Absetzen der Medikation erfolgt somit häufig zu einem Zeitpunkt, der für die soziale wie berufliche Entwicklung von großer Bedeutung ist. In diese Zeit fallen zum einen der Beginn der Lehre oder des Studiums und zum anderen erste Partnerschaften.

Eine weitere Erfahrung von seit Jahren etablierten Spezialsprechstunden für Erwachsene ist, dass bis zu 90 % der Betroffenen keine Abklärung im Kindes- und Jugendalter erfuhren. Dies bedeutet praktisch, dass viele Jahre keine adäquate Behandlung erfolgte und die Betroffenen mit den Symptomen und den daraus resultierenden Folgen allein fertig werden mussten bzw. wegen vermeintlich anderer Störungen (z. B. einer Depression) behandelt wurden. Hinzu kommt, dass bei einer unbehandelten bzw. jahrelang falsch behandelten ADHS bei Betroffenen verstärkt auch sogenannte komorbide Störungen auftreten können (vgl. Kapitel 1.3).

## 1.5 Wie wirkt sich eine ADHS aus?

Eine ADHS-Symptomatik kann sich vielfältig äußern. Auch wenn vieles sich nur oder größtenteils im Inneren der Person selbst abspielt, sind die Symptomatik und ihre Folgen meist auch für Dritte sichtbar bzw. diese sind davon tangiert. Hierzu zählen Partner, Kinder, Freunde, Bekannte und Arbeitskollegen. Werden die Probleme zu stark, kommt es häufig zur Abklärung. Die Anlässe für eine Abklärung sind daher verschieden:

- Probleme in der Schule/Arbeit, wie Aufmerksamkeitsprobleme beim Lesen und Zuhören, Organisations- und Planungsprobleme, Probleme bei uninteressanten Aufgaben, Ablenkbarkeit, Vergessen wichtiger Dinge oder Zeitmanagementprobleme.
- Probleme in zwischenmenschlichen Beziehungen (z. B. sehr impulsive Ausdrücke von Ärger).
- Emotionale Probleme wie geringes Selbstvertrauen, Demoralisierung durch häufige Misserfolge seit der Kindheit oder Probleme mit der Emotionsregulation (= Umgang mit Gefühlen).
- Verhaltensprobleme am Arbeitsplatz (z. B. Aufschieben) oder problematisches Gesundheitsbewusstsein (z. B. Alkohol, Rauchen).

Zudem ist häufig eine Reihe von Folgeproblemen und Risiken in folgenden Bereichen vorhanden:

- im sozialen Bereich,
- in Ausbildung und Beruf,
- erhöhtes Risiko für (Verkehrs-)Unfälle,
- erhöhtes Risiko für Kriminalität,
- Risikofaktor für die Entwicklung weiterer, komorbider Störungen,
- große gesundheitsökonomische/volkswirtschaftliche Kosten.

Der soziale und der Arbeitsbereich sollen nachfolgend noch näher beleuchtet werden, da diese von besonderer Bedeutung sind. Eine ADHS, vor allem wenn sie nicht behandelt wird, hat vielfältige Folgen im *zwischenmenschlichen Bereich.* Partner, Kinder oder auch Freunde leiden häufig vor allem unter der Impulsivität der betroffenen Person. Die Impulsivität äußert sich z. B. durch häufige Streitereien oder indem andere vor den Kopf gestoßen werden oder dadurch, dass Dinge gesagt werden, die man später bereut oder durch Zusagen, die man nicht einhalten kann. Verschiedene Untersuchungen belegen u. a. den Zusammenhang zwischen ADHS und

- einer geringeren *Zufriedenheit* mit der Partnerschaft,
- einer höheren *Scheidungs- bzw. Trennungsquote* sowie
- mehr *außerehelichen Beziehungen.*

Im *beruflichen Bereich* sind auf unterschiedlichen Ebenen, wie im Leistungsbereich und in der Beziehungsqualität zu Kollegen und Vorgesetzten,

Folgen erkennbar. Besonders Vorgesetzte scheinen eine große Problemquelle zu sein, da häufig Konflikte entstehen können. Bei ADHS-Betroffenen im Übergang zum Erwachsenenalter (ab ca. 18 Jahre) ist speziell die *Ausbildung* (Lehre, Studium etc.) betroffen. Im *Beruf* manifestieren sich Schwierigkeiten bei der Arbeit selbst und wenn diese innerhalb des Arbeitsplatzes nicht lösbar sind, führt dies häufig zu einem Arbeitsplatzwechsel. Probleme im Arbeitsbereich zeigen sich u. a. durch

- mehr Kündigungen bzw. Jobwechsel,
- mehr Disziplinprobleme (u. a. Streit mit Vorgesetzten und Kollegen),
- mehr Abwesenheiten/Fehlzeiten,
- geringere Arbeitsleistungen,
- mehr Krankheitstage,
- ein erhöhtes Risiko einen Unfall oder eine Verletzung zu erleiden.

Verschiedene Studien weisen bei nicht behandelten ADHS-Betroffenen zudem auf *Probleme im Straßenverkehr* hin (besonders bei jugendlichen Verkehrsteilnehmern). Unter Medikation mit Methylphenidat (MPH) kommt es zu einer Verbesserung der Leistungsfähigkeit und dadurch zu weniger Unfällen. Als Ergebnis dieser Studien bleibt festzuhalten, dass ohne Behandlung:

- eine höhere Wahrscheinlichkeit besteht, einen Unfall zu erleiden,
- mehr Verkehrsunfälle in der Vergangenheit vorlagen,
- häufiger Geschwindigkeitsüberschreitungen stattfinden,
- mehr Führerscheinentzüge erfolgen.

Eine weitere wichtige Folge der ADHS ist die Entwicklung komorbider psychischer Störungen, worauf bereits im Kapitel 1.3 hingewiesen wurde. Jedoch auch ein erhöhtes Risiko für körperliche Erkrankungen konnte in verschiedenen Studien nachgewiesen werden. Dies betrifft u. a. ein erhöhtes Risiko für

- kardio-vaskuläre Erkrankungen,
- einen erhöhten Body-Mass-Index (Übergewicht bis hin zu Fettleibigkeit),
- den Gebrauch nichtverordneter Substanzen (Drogen, Alkohol, Benzodiazepine etc.),
- Schlafprobleme.

Neben dem großen subjektiven Leid des nicht behandelten ADHS-Betroffenen sei abschließend auf die Kosten für das Gesundheitswesen hingewiesen. Auch hierzu liegt zwischenzeitlich eine Reihe von interessanten Studien vor. So konnte gezeigt werden, dass ADHS-Betroffene im Vergleich zu gesunden Personen höhere Kosten in der ambulanten und stationären Behandlung sowie bei der Medikation verursachen. Verschiedene Untersuchungen in großen Firmen in den USA konnten auch zeigen, dass ADHS-Betroffene nur selten wegen ihrer ADHS in Behandlung waren, sondern meistens wegen anderer psychischer Störungen!

# 2 Wie entsteht eine ADHS und warum geht sie nicht von alleine weg?

## 2.1 Gängige Vorurteile zur Entstehung der ADHS

*Die Familie ist schuld.* Viele Menschen gehen davon aus, dass betroffene Erwachsene aufgrund schwieriger Familienverhältnisse von den Eltern nicht lernen konnten, wie man das eigene Leben organisiert. Dieser oberflächliche Eindruck wird durch die Tatsache verstärkt, dass in Familien nicht selten mehrere Mitglieder von einer ADHS betroffen sind. Insbesondere Müttern von ADHS-Betroffenen wird oft unterstellt, in der Erziehung zu wenig konsequent gewesen zu sein. Heute wissen wir, dass die Anfälligkeit für eine ADHS in der Mehrzahl der Fälle vererbt ist und nicht durch die Erziehung verursacht wird.

*Schule und Gesellschaft sind schuld.* Heute, so stellen viele Vertreter dieses Vorurteils fest, werde in der Schule und in der Berufsausbildung ein Übermaß an theoretischem Wissen verlangt, das jahrelanges Zuhören und Stillsitzen erfordere. Selbst in rein handwerklichen Lehrgängen nehme diese Unterrichtsform viel Raum ein und überfordere einen Großteil der Auszubildenden. Dazu komme, dass immer mehr an Selbststudium und schriftlichen Hausarbeiten verlangt werde, so dass Kinder und Jugendliche, denen das anwendungsorientierte Lernen mehr liege, überfordert seien. In der Freizeit führten Computerspiele und die neuen Medien zu einer virtuellen Reizüberflutung, wodurch soziale Kontakte oder Sport zu kurz kämen. Das Resultat seien Unaufmerksamkeit, Hyperaktivität und störendes Verhalten. Wie oben bereits beschrieben, spielt Vererbung eine entscheidende Rolle, wobei Reizüberflutung und Bewegungsmangel die Symptomatik verstärken können.

**Merke:**

Sowohl das Vorurteil „Die Familie ist schuld“ als auch das Vorurteil „Schule und Gesellschaft sind schuld“ sind falsch. Im nächsten Abschnitt wird der korrekte Wissensstand zur Entstehung von der Aufmerksamkeitsdefizit-/Hyperaktivitätsstörung beschrieben.

## 2.2 Was wir heute über die Entstehung von ADHS wissen

### Zusammenspiel von Anlage und Umwelt

Zahlreiche Studien konnten mittlerweile ohne Zweifel belegen, dass die Anfälligkeit für eine ADHS in einem sehr hohen Ausmaß vererbt, also bereits in den Genen angelegt ist. Damit bestehen bestimmte Voraussetzungen im Gehirn einer betroffenen Person, auf deren Boden die typischen Symptome der ADHS entstehen und aufrechterhalten werden. Bis zum heutigen Tag ist kein rein umweltbedingter Auslöser der ADHS mit Sicherheit nachgewiesen. Trotz des klaren Zusammenhangs des familiär gehäuften Auftretens von ADHS, finden sich dennoch bemerkenswerte Unterschiede in der Stärke und Art der Ausprägung der Symptome und hinsichtlich des Verlaufs der Störung. Es ist möglich, dass ein Familienmitglied genetisch die Voraussetzungen für ADHS mitbringt, auf der Ebene der Symptome jedoch nur sehr geringfügig betroffen ist. Es gibt auch Personen mit an sich schwerer ADHS-Symptomatik, die jedoch aufgrund besonderer beruflicher oder privater Umstände eine hervorragende Karriere machen. Solche Menschen können z. B. aufgrund einer bestimmten, stark ausgeprägten Fähigkeit ein großes Unternehmen aufbauen, weil sie durch einen Partner in allen organisatorischen Aufgaben entlastet werden und ihr Spezialgebiet mit immer wieder neuen Ideen ausbauen können. Diese interessante Beobachtung hat viel dazu beigetragen, dass ADHS auch oft mit dem positiv besetzen Vorurteil von „chaotischer Genialität“ oder ähnlichen Vorstellungen verbunden wird. In Abbildung 3 ist dieses Zusammenspiel von Anlage und Umwelt grafisch dargestellt.

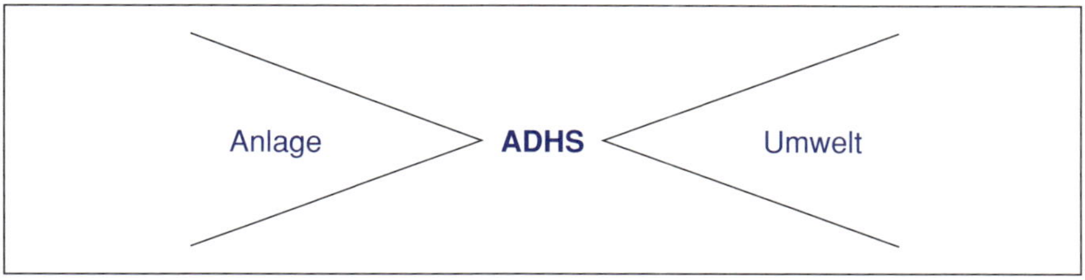


**Abbildung 3:** Entstehung der ADHS

**Merke:**

- *Anlage:* Nicht ein einzelnes Gen ist für die Anfälligkeit (oft auch als Vulnerabilität bezeichnet) für ADHS verantwortlich, sondern wir kennen heute eine Vielzahl von Genen, die mit ADHS in Verbindung gebracht werden.
- *Umwelt:* Solche Einflüsse können schon in der Schwangerschaft oder bei der Geburt eine Rolle spielen, z. B. wenn die Mutter in der Schwangerschaft raucht oder ein Sauerstoffmangel bei der Geburt auftritt. Im späteren Leben können sogenannte Schädel-Hirn-Traumata (Kopfverletzungen), eine sehr einseitige Ernährung, bestimmte Medikamente oder Drogen oder eine starke psychosoziale Belastung die genetisch angelegten ADHS-Symptome verstärken.

## Neuronale Botenstoffe und kognitive Netzwerke

Das heutige Wissen über die Ursachen der ADHS geht u. a. auf die Erkenntnisse zurück, die wir aus der Wirkung verschiedener Medikamente auf typische ADHS-Symptome gewonnen haben. Die neuronalen Botenstoffe Dopamin und Noradrenalin spielen bei verschiedenen Denkleistungen wie der Planung von Aufgaben oder der Ausführung eigener Beschlüsse eine wichtige Rolle. Es geht dabei um Funktionen wie z. B. die selektive Aufmerksamkeit (= Aufmerksamkeit auf einen bestimmten Reiz lenken und andere, nicht relevante, Reize ausblenden), das Arbeitsgedächtnis (= kurzfristiges Speichern von Informationen), die Aufrechterhaltung von Fokus und Konzentration oder die Kontrolle von Impulsen. Die genannten Botenstoffe müssen in den für diese Leistungen verantwortlichen Zentren und Netzwerken im Gehirn im richtigen Moment in der nötigen Menge zur Verfügung stehen, um z. B. im Konfliktgespräch mit dem Chef den eigenen Ärger zu kontrollieren oder für die nächste Prüfung früh genug und ausdauernd zu lernen, um die Ausbildung abschließen zu können. Menschen mit ADHS scheinen in der Regulation dieser beiden Botenstoffe Störungen zu haben, die schon im frühen Kindesalter durch typische Verhaltensmuster zum Tragen kommen und bei vielen Betroffenen in mehr oder weniger starkem Ausmaß lebenslang bestehen können.

**Wichtig:**

Die Botenstoffe Dopamin und Noradrenalin spielen eine wichtige Rolle
- bei der *Handlungsplanung:* Prioritätensetzung, selektive Aufmerksamkeit (= Lenkung der Aufmerksamkeit und dadurch Einengung der einströmenden Reize), Arbeitsgedächtnis, Aufrechterhaltung von Fokus und Konzentration usw.
- bei der *Affektkontrolle:* Zurückhalten von motorischen Impulsen, kontrollierte emotionale Äußerung usw.
- beim *Ausführen von Handlungen:* rechtzeitiges Beginnen, konzentriertes Arbeiten an der Aufgabe, Ausschalten von ablenkenden Reizen, rechtzeitige Beendigung der Aufgabe usw.

## Veränderung der Symptome im Laufe des Lebens

Während der Entwicklung des Gehirns und dem damit verbundenen Erwerb all unserer Fähigkeiten kommt es bei einer ADHS zu einem Wandel der Symptome (vgl. Abb. 2). Bei Kleinkindern zeigt sich eine ADHS zunächst durch vermehrte motorische Aktivität, wie keinen Moment stillhalten können, überall raufklettern, dauernd reden und schreien. Im Laufe des Schulalters fallen die Störungen in der Regulation der Aufmerksamkeit zunehmend auf und erreichen im Erwachsenenalter ihren Höhepunkt, während die Hyperaktivität zurückgeht. Bei der Impulsivität spielt im Laufe der Entwicklung weniger der Wandel der Symptome als die Auswirkungen impulsiven Verhaltens eine Rolle. Während das Stören oder Schlagen anderer Kinder zwar unangenehm für die verantwortlichen Erwachsenen ist, aber meistens verhältnismäßig harmlos bleibt, ist impulsives Verhalten im Erwachsenenalter oft mit erheblichen Gefahren für sich selbst und andere verbunden. Unbehandelte Erwachsene mit ADHS neigen dazu, in allen möglichen Alltagssituationen aus Ungeduld oder Langeweile impulsiv zu handeln, wie z.B. beim Autofahren riskant zu überholen, das Gegenüber zu Beschimpfen oder Zurechtzuweisen (z.B. auch den eigenen Chef), ungeschützten Geschlechtsverkehr auszuüben oder sogar eine Straftat zu begehen, bei der sie aufgrund der fehlenden Planung größte Chancen haben auf frischer Tat ertappt zu werden. Es konnte gezeigt werden, dass knapp die Hälfte der betroffenen Kinder im Erwachsenenalter keine oder nur geringfügige ADHS-Symptome aufweist. Die andere Hälfte der Betroffenen muss sich jedoch auch im Erwachsenenalter bewusst oder ohne Kenntnis des Bestehens einer ADHS mit den Auswirkungen der Störung auseinandersetzen. Zusammengefasst ist ADHS eine Störung, die sich in allen Lebensbereichen auswirken und letztlich, wenn auch in sehr unterschiedlicher Stärke, lebenslang bestehen kann.

**Wichtig:**

- Die Aufmerksamkeitsstörung bleibt meist im Erwachsenenalter bestehen, die Hyperaktivität geht eher zurück.
- Bleibt die Impulsivität stark ausgeprägt, kommt es häufig zu Konflikten und Gefährdungen im Alltag.
- ADHS kann sich in allen Lebensbereichen auswirken.

### Tritt ADHS heute öfter auf als früher?

Diese häufig gestellte Frage ist verständlich und berechtigt. In den letzten Jahren scheint ADHS in aller Munde zu sein und kaum jemand hat heutzutage noch nie davon gehört. Es ist sicherlich schwierig, zu beurteilen, wie häufig eine bestimmte Störung oder Krankheit früher existiert hat, die erst seit wenigen Jahren Aufnahme in den Diagnosenkatalog psychischer Störungen gefunden hat. Die hohe erbliche (= genetische) Beteiligung an den Ursachen dieser Störung ist jedoch ein wichtiger Grund anzunehmen, dass ADHS auch früher schon eine Rolle gespielt hat. Wie bei vielen anderen Störungen kann man in Kenntnis der Kernsymptome der ADHS in verschiedenen Quellen Hinweise darauf finden, und der oft genannte Struwwelpeter von Heinrich Hoffmann aus dem Jahre1858 ist nur eine und relativ junge Quelle. Interessant ist die Theorie des amerikanischen Autors Thom Hartmann (2009), der aufgrund des häufigen Auftretens dieser Störung zur Ansicht gelangte, dass das Merkmal ADHS in der Evolutionsgeschichte der Menschheit Sinn gehabt habe. Er vermutet, dass ADHS-Betroffene die Gruppe der ehemaligen Jäger repräsentieren. Die Steinzeitjäger mussten mit offenen Sinnen dauernd umherstreifen und ihre Aufmerksamkeit für eine mögliche Beute überall haben. Wenn unvermutet eine Gefahr oder ein geeigneteres Beutetier auftauchte, mussten sie in der Lage sein, ihr Ziel ohne eine Sekunde zu zögern zu ändern. Menschen ohne das Merkmal ADHS mussten dagegen genügend Ausdauer und Sitzfleisch besitzen, um vor Ort zu bleiben und zu warten, bis das gesäte Samenkorn endlich keimte, um es zu schützen und zu hegen, bis es endlich Früchte trug. Für viele Betroffene ist diese Theorie hilfreich, weil sie anregt, darüber nachzudenken, wie man das Merkmal ADHS unter unseren gegenwärtigen Lebensbedingungen nutzen kann.

**Wichtig:**

ADHS bei Erwachsenen wird erst seit wenigen Jahren beachtet, muss aber durch die bedeutende genetische Komponente bereits früher vorhanden gewesen sein.

# 3 Wie sieht die Behandlung aus?

## 3.1 Gängige Vorurteile gegenüber der Behandlung der ADHS

*Den Kindern und Jugendlichen Zeit lassen, um ruhiger zu werden.* Dieses Vorurteil kommt häufig vor und verleitet zum Abwarten und Nichtstun, was in aller Regel schwere Konsequenzen mit sich bringt. Kinder und Jugendliche ohne Behandlung erleben sich in der Schule und in der Berufsausbildung oft jahrelang als Versager und im Erwachsenenalter ist das nicht anders. Selbst das Umfeld leidet stark unter den Schwierigkeiten des Betroffenen. Abgesehen davon, dass es nicht einfach ist, nichts gegen ADHS zu unternehmen, ist es auch irreführend zu glauben, dass durch Nichtstun etwas besser werden könnte.

*Behandeln in der Kindheit, aber dann wächst es sich aus.* Viele Eltern haben sich entschlossen, ihr Kind gemäß den Empfehlungen zu behandeln und erlebten, wie verschiedene Schwierigkeiten nach und nach verschwanden. Lange Zeit ging man davon aus, dass ADHS im Jugendalter „verschwinde“ oder sich „auswachse“. Zwar hat man nachgewiesen, dass Kinder mit ADHS tatsächlich eine normale, jedoch deutlich verzögerte Reifung des Gehirns durchmachen. Diese Verzögerung ist jedoch nur bei einem kleineren Teil der Betroffenen bereits im Jugendalter aufgeholt. Gleichzeitig wurde erkannt, dass eine konsequente Behandlung nicht nur die Nachreifung beschleunigt, sondern auch mithilft, Folgeprobleme einer unbehandelten ADHS wie z. B. niedriger Selbstwert, zu vermeiden. Insgesamt geht man davon aus, dass ca. 50 % aller Kinder die Symptomatik in unterschiedlicher Ausprägung auch im Erwachsenenalter aufweist.

*Wenn man eine ADHS hat, ist man automatisch genial und kreativ und braucht keine Behandlung.* Seit langem ist bekannt, dass eine ADHS zwar nicht in direktem Zusammenhang mit Intelligenz steht, sich jedoch darauf auswirkt, was jemand mit seiner Intelligenz zu erreichen vermag. Einzelne ADHS-Betroffene haben es sehr weit im Leben gebracht, aber die große Mehrheit der Betroffenen leidet darunter, dass sie ihre Intelligenz und andere Begabungen aufgrund der ADHS nicht genügend nutzen können. Menschen mit einer ADHS haben überdurchschnittlich oft originelle Ideen, aber es gelingt ihnen nicht, diese zu verfolgen und in die Tat umzusetzen. Nicht selten nutzen andere solche Ideen und realisieren sie, weil sie über die nötige Ausdauer und Umsetzungsfähigkeiten verfügen.

## 3.2 Was sind die Eckpfeiler der Behandlung?

Zur Behandlung der ADHS im Erwachsenenalter findet sich zwischenzeitlich eine Vielzahl fast nicht mehr zu überblickender Vorschläge. Diese reichen von Ernährungshinweisen bis hin zu differenzierten psychopharmakologischen und psychotherapeutischen Behandlungsvorschlägen. Viele beanspruchen wirksam zu sein, ohne dies jedoch durch entsprechende Studien belegen zu können. Für den Betroffenen und den Laien ist es daher oft schwer, sich zu orientieren und eine Entscheidung bezüglich der Wahl einer Behandlung zu treffen.

Experten wie Ärzte oder Psychologen (bzw. Psychotherapeuten) haben hier den großen Vorteil, auf sogenannte *Leitlinien* oder *Behandlungsempfehlungen* zurückgreifen zu können. Darin werden basierend auf der Auswertung wissenschaftlicher Studien Empfehlungen gegeben, wie einzelne Therapiemöglichkeiten hinsichtlich ihres Nutzens zu bewerten sind.

Mittlerweile existiert eine Vielzahl von solchen Leitlinien zur Behandlung der ADHS im Erwachsenenalter. Diese kommen meist relativ übereinstimmend zu der Einschätzung, dass eine sogenannte *multimodale Therapie* am wirksamsten ist. Diese beinhaltet neben der medikamentösen Behandlung als notwendiger Basis, die Ergänzung der Behandlung mit psychotherapeutischen Elementen. Zu anderen Behandlungsmöglichkeiten (z. B. Coaching) gibt es keine Studien mit Erfolgsnachweis. Im Rahmen dieser multimodalen Therapie wird meist empfohlen, zunächst mit einer medikamentösen Therapie mit Methylphenidat (MPH) zu beginnen und dann zu entscheiden, ob ergänzend eine Psychotherapie in Form einer kognitiven Verhaltenstherapie, notwendig und sinnvoll ist (vgl. auch Abb. 4). Die kognitive Verhaltenstherapie wird in den folgenden Abschnitten ausführlich erläutert.

Die *medikamentöse Behandlung* stellt in der Gesamtbehandlung die Basis dar, ohne die Veränderungen nur schwer bis gar nicht möglich sind. Dies gilt vor allem, wenn die Symptomatik stark ausgeprägt ist. Zwischenzeitlich gibt es eine Vielzahl von medikamentösen Behandlungsmöglichkeiten, die in den Kapiteln 3.4.1 bis 3.4.8 ausführlich dargestellt sind. Als Substanz erster Wahl wird das Methylphenidat (MPH) angesehen.

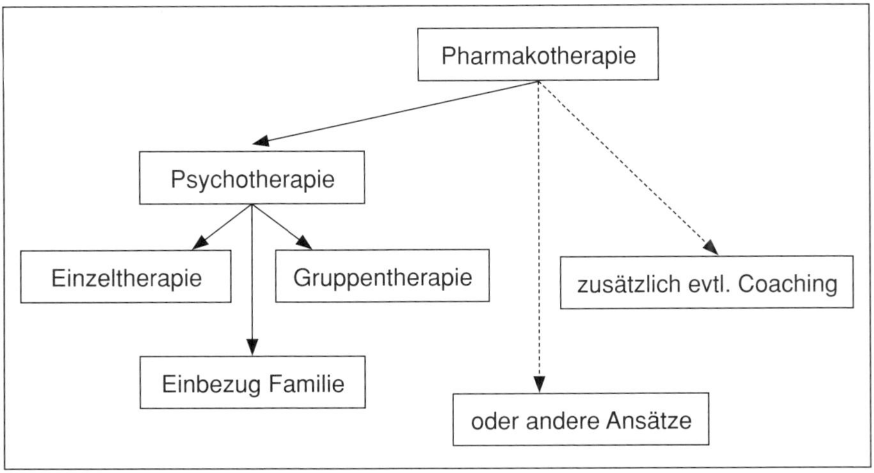


**Abbildung 4:** Therapieansätze zu ADHS im Erwachsenenalter

Verschiedene Studien haben zeigen können, dass mittels einer medikamentösen Behandlung mit MPH eine überzeugende Verbesserung der, durch die Symptomatik bedingten, Beeinträchtigungen erreicht werden kann. Diese Studien konnten jedoch zeigen, dass nicht in allen Fällen eine sogenannte Vollremission (= vollständiges Verschwinden der ADHS-Symptome) erfolgen kann, sondern oft noch bestimmte Symptome weiter bestehen können, wenngleich in geringerer Ausprägung. Die Gründe, warum dies bei einigen Betroffenen der Fall ist, sind unbekannt. Eine mögliche Erklärung ist, dass die ADHS-Symptomatik nicht für alle Probleme verantwortlich ist und dass einige Schwierigkeiten Folge der ADHS-Symptomatik sind. In diesem Fall empfehlen sich die *Ergänzung und Erweiterung der Behandlung um psychotherapeutische Strategien*, d. h. auf psychologischen Überlegungen basierende Behandlungen. Dies hat sich in einer Reihe von Studien als sehr hilfreich erwiesen. Darüber hinaus kann man festhalten, dass durch die eigene Initiative des ADHS-Betroffenen und eigene Selbsthilfestrategien Möglichkeiten der Veränderung bestehen. Um mit bestimmten Symptomen und deren Folgen besser umgehen zu können bieten sich z. B. die Veränderung von Lebensgewohnheiten, Ernährung oder auch selbstentwickelte Strategien an. Dies sind wichtige Facetten in einem Gesamtbehandlungsplan der ADHS im Erwachsenenalter.

Hinsichtlich der *Psychotherapie* werden heute Verfahren favorisiert, die man der sogenannten kognitiven Verhaltenstherapie zuordnet, d. h. eines Ansatzes, der sowohl auf der Gedanken- als auch auf der Handlungsebene ansetzt. Diese lässt sich von anderen Therapieansätzen unter anderem dadurch abgrenzen, dass sie

- sich an der wissenschaftlichen Psychologie orientiert,
- problem- und zielorientiert ist,
- handlungsorientiert ist,
- transparent ist (= das Vorgehen in der Therapie wird ausführlich mit dem Patienten besprochen),
- „Hilfe zur Selbsthilfe“ anbietet.

In den Kapiteln 3.5.1 bis 3.5.7 finden sich genauere Informationen zum Vorgehen in der kognitiven Verhaltenstherapie.

**Merke:**

Die Psychotherapie der ADHS ist pragmatisch und auf die individuellen Probleme der jeweiligen Person ausgerichtet.

Zu Beginn der Behandlung werden die Probleme des Patienten genau analysiert und Prioritäten für deren Bearbeitung festgelegt. Nicht jeder ADHS-Betroffene hat dieselben Problembereiche, deshalb können die Behandlungsschwerpunkte von Patient zu Patient sehr unterschiedlich sein. Für manche steht der Umgang mit Chaos im Vordergrund, für andere der Umgang mit Impulsivität.

Der Therapeut hat v. a. die Aufgabe, die Behandlung zu strukturieren und dem Patienten im Sinne einer strukturgebenden Hilfe zur Seite zu stehen, so dass die Lebensqualität und die Zufriedenheit zunehmen. Wenn der Patient verzweifelt ist, weil „alles wieder schief gelaufen ist“, soll der Therapeut Hoffnung und vor allem das Gefühl von „es lohnt sich weiter an den Schwierigkeiten zu arbeiten“ vermitteln. Da sich die Schwierigkeiten infolge einer ADHS in aller Regel über viele Jahre etabliert haben, ist bei der Behandlung sowohl beim Patienten als auch beim Therapeuten eine gewisse Frustrationstoleranz notwendig. Weder Patient noch Therapeut dürfen zu schnell aufgeben („es wird eh nichts“), sondern sollten in der gemeinsamen Arbeit die Haltung „wir fangen wieder an“ entwickeln. Eine hilfreiche Therapie umfasst eine Reihe von „Hausaufgaben“, die zwischen den Sitzungen erledigt werden. Das Einüben von neuen Verhaltensweisen und Abläufen ist notwendig, da sonst keine Veränderung stattfinden kann.

Wenn infolge der ADHS eine Reihe von sozialen Problemen, wie z. B. finanzielle oder berufliche Schwierigkeiten, vorhanden ist, kann eine zusätzliche Sozialberatung sinnvoll sein. Bei partnerschaftlichen Schwierigkeiten kann eine Paarberatung mit dem Fokus ADHS hilfreich sein.

**Merke:**

- Eine Kombination aus medikamentöser und psychotherapeutischer Behandlung ist häufig sinnvoll.
- Psychotherapeut als strukturgebende Hilfe.
- Die Behandlung ist individuell auf die Problembereiche des Patienten zugeschnitten.
- Übungen zwischen den Sitzungen sind notwendig („Hausaufgaben").

Immer wieder finden sich Hinweise, dass ein sogenanntes *Coaching* hilfreich ist, auch wenn es hierzu keine Studien gibt. Unter Coaching versteht man einen zielgerichteten Beratungs- und Begleitungsprozess. Allgemein lässt sich festhalten, dass für ADHS-Betroffene eine unterstützende Person im Sinne eines Coaches hilfreich sein kann. Dies scheint ergänzend zur medikamentösen und psychotherapeutischen Behandlung im Gesamtbehandlungsplan sinnvoll zu sein.

Mögliche Unterstützungen durch einen solchen Coach können sein:
- Erinnerung an Therapietermine,
- Unterstützung bei den sogenannten Hausaufgaben zwischen den Sitzungen oder
- telefonische Kontakte zwischen den Sitzungen.

Auch zum Nutzen von Paar- und Familientherapie gibt es gegenwärtig keinen Beleg. Während Familientherapie vermutlich eher indiziert ist, wenn bei einem Kind in der Familie ADHS diagnostiziert wurde, kann Paartherapie bei Konflikten in der Partnerschaft hilfreich sein. Eine Reihe von Konflikten lässt sich durch die ADHS-Symptomatik erklären, wie z. B. Streit wegen unerledigten Aufgaben im Haushalt, nicht zuhören können, Unzuverlässigkeit oder Vergesslichkeit. Ziel einer Paartherapie sollte es sein, das Verständnis für die Problematik, die sich durch die ADHS in der Paarbeziehung ergeben, sowie vor allem eine Akzeptanz für die neurobiologischen Grundlagen der Störung, zu fördern. Das Paar sollte im Laufe der Therapie einen nicht wertenden und nicht moralisierenden Umgang miteinander lernen. Zu Beginn der Therapie sollten diese Ziele klar definiert werden, um nicht falsche Erwartungen in Richtung einer Symptomreduktion zu wecken. Paar- und Familientherapie können nur ergänzende Maßnahmen zur individuellen Behandlung der von ADHS betroffenen Person sein.

In den folgenden Abschnitten werden zunächst Selbsthilfestrategien, die der ADHS-Betroffene selbst ausprobieren kann, und anschließend die medikamentösen sowie psychotherapeutischen Möglichkeiten vorgestellt.

## 3.3 Was können Sie tun, um mehr Kontrolle über Ihre ADHS zu bekommen?

Wenn Sie ohne Behandlung versuchen wollen Ihre Situation zu verbessern, können Sie mit einigen der im Folgenden beschriebenen Strategien beginnen.

### 3.3.1 Ihre Situation annehmen und sich für einen neuen Weg entscheiden

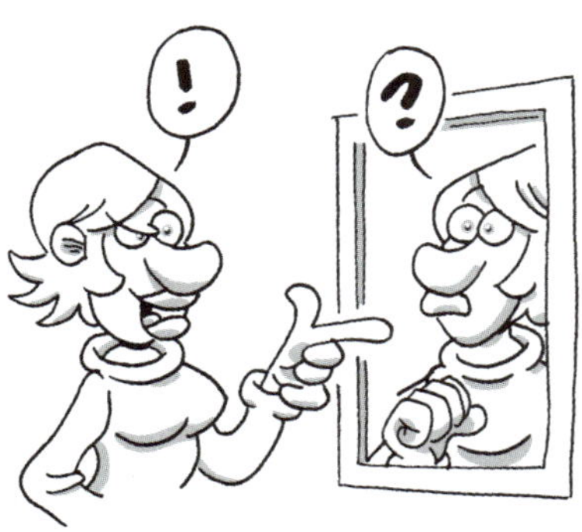

Der erste Schritt beginnt damit, dass Sie sich Ihre Schwierigkeiten vor Augen führen und diese detailliert betrachten, ohne dabei etwas beschönigen zu wollen. Das heißt, Sie beginnen sich mit Ihren Problemen zu konfrontieren und hören auf, die Auseinandersetzung damit zu vermeiden. Es ist notwendig, dass Sie Ihre ADHS und die damit verbundenen Probleme akzeptieren. Akzeptieren heißt nicht, dass Sie Ihre Situation gut finden und nichts dagegen unternehmen sollen, sondern dass Sie eine Bestandsaufnahme Ihrer vorhandenen Schwierigkeiten machen und diese anerkennen. Wenn Sie versuchen, Ihre Schwierigkeiten, vielleicht aus Scham oder Angst zu verheimlichen und nicht wahr haben zu wollen, wird sich Ihre Situation mit hoher Wahrscheinlichkeit nicht verbessern. Veränderung beginnt immer mit der Entscheidung für einen neuen Weg. Stellen Sie sich sehr ernsthaft die Frage, was Sie wirklich in Ihrem Leben verändern wollen. Hier kann es sinnvoll sein, dass Sie Ziele, die Sie in Ihrem Leben erreichen möchten, aufschreiben und nach Wichtigkeit ordnen. Bei der Formulierung von Zielen sollten Sie immer bedenken, dass diese realistisch und umsetzbar sein sollen. Achten Sie darauf, dass Sie hinter Ihren Zielen stehen und diese nicht nur vom „Kopf" her erreichen wollen, sondern auch vom „Bauch" her. Es wird sehr schwierig sein, beispielsweise eine gute Organisation einzurichten, wenn Sie im Grunde keine Lust dazu haben und diese auch nicht für erstrebenswert halten. Bitte resignieren Sie jetzt nicht, sondern machen Sie sich in kleinen Schritten an die Arbeit. Und vergessen Sie dabei nicht, dass eine ADHS auch mit einer Menge von positiven Eigenschaften und Stärken einhergehen kann. Darauf kommen wir im Kapitel 3.3.5 noch zurück. Für Ihre ADHS können Sie nichts, Sie müssen sich aber selbst aus dem Sumpf ziehen. Dies bedeutet aber nicht, dass Sie nicht um Hilfe bitten dürfen. Wenn Sie bemerken, dass Sie gerne Unterstützung in Anspruch nehmen wollen, wenden Sie sich an einen Arzt oder Psychologen (bzw. Psychotherapeuten).

**Wichtig:**

Es ist notwendig, sich für einen neuen Weg zu entscheiden! Daher gilt:
- „Ich konfrontiere mich mit meinen Schwierigkeiten und vermeide nicht die Auseinandersetzung damit."
- „Ich will etwas in meinem Leben verändern und bin bereit, mich dafür anzustrengen."

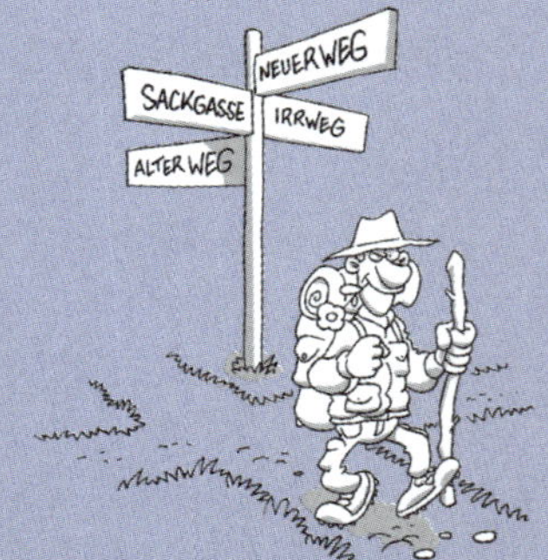


## 3.3.2 Ihre Verletzlichkeit für heftige Gefühle verringern

Menschen mit einer ADHS sind in aller Regel sehr sensibel und haben Schwierigkeiten, sich von Außenreizen abzuschirmen. Dadurch sind sie anfällig für heftige Gefühle. Es gibt aber eine Reihe von Dingen, die Sie tun können, um

Ihre Verletzlichkeit zu reduzieren. Da viele Menschen mit ADHS unter Hyperaktivität und einer inneren Unruhe leiden, ist *tägliche körperliche Betätigung* sehr wichtig. Versuchen Sie die körperliche Betätigung in Ihren Alltag zu integrieren. So können Sie z. B. die Treppe anstatt den Lift nehmen, den Arbeitsweg per Fahrrad oder zu Fuß zurücklegen und natürlich auch Sport treiben. Genauso wichtig wie körperliche Betätigung sind ausreichende Pausen und Entspannung. Oftmals werden regelmäßige Pausen im Alltag vergessen. Dabei sind Pausen wichtig, um herunterzufahren und neue Energie zu schöpfen. Achten Sie deshalb auf eine gute Mischung zwischen Bewegung und Pausen/Entspannung. *Ausreichender Schlaf* ist ebenfalls sehr wichtig. Dabei darf die Schlafdauer weder zu kurz noch zu lang sein. Versuchen Sie herauszufinden, ob Sie eher sieben oder eher neun Stunden Schlaf pro Nacht brauchen. Bei ausreichender Bewegung ist die Schlafregulation leichter. Auch eine *ausgewogene Ernährung* verringert die Anfälligkeit für heftige Gefühle. Viele Menschen mit ADHS ernähren sich unregelmäßig. Wie beim Schlaf ist es auch hier wichtig, das richtige Maß zu finden (nicht zu viel, aber auch nicht zu wenig essen). Achten Sie darauf, ob evtl. bestimmte Nahrungsmittel (z. B. Fast Food, Chips oder weißer Zucker) bei Ihnen Stimmungsschwankungen auslösen. Allerdings liegen keine eindeutigen wissenschaftlichen Befunde zum Einfluss der Ernährung auf die Symptomatik der ADHS vor. Darüber hinaus ist das Behandeln von *körperlichen Krankheiten* sehr wichtig. Wenn Sie krank sind, gehen Sie zum Arzt und nehmen Sie verordnete Medikamente ein. Vermeiden Sie den Konsum von *stimmungsverändernden Substanzen*, wie z. B. nicht verordnete Medikamente, Drogen und Alkohol. Wenn Sie Drogen oder Alkohol konsumiert haben, müssen Sie sich darauf einstellen, dass Sie als Konsequenz emotional viel heftiger reagieren können.

**Wichtig:**

Verringern Sie Ihre Vulnerabilität für heftige Gefühle, indem Sie folgende Punkte beachten:

- Nicht zu wenig und nicht zu viel Schlaf.
- Regelmäßiges und ausgewogenes Essen.
- Drogen, Alkohol und nicht verordnete Medikamente vermeiden.
- Regelmäßig Sport treiben (vor dem Sport Gesundheitscheck).
- Körperliche Krankheiten behandeln.

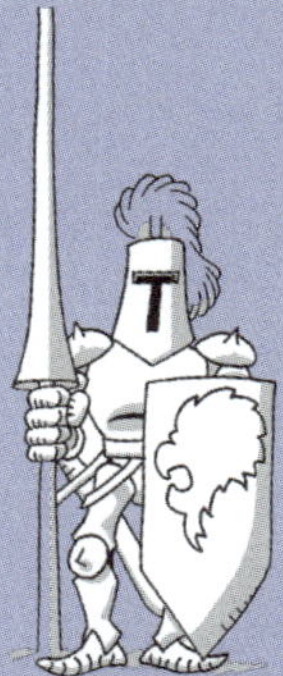

Wenn Sie Sport treiben, sollten Sie Folgendes beachten:
- Drei- bis viermal Sport pro Woche für 30 Minuten sind ideal.
- Die Trainingsintensität sollte langsam gesteigert werden.
- Nach dem Aufwärmen sollten Sie ins Schwitzen kommen.
- Optimal ist eine Mischung aus Ausdauer- und Krafttraining.
- Erfahrungsgemäß macht Sport erst nach zwei Monaten Spaß – dann aber umso mehr.

### 3.3.3 Ihren bewertenden Gedanken auf die Spur kommen und verändern

Unsere Gedanken und Bewertungen in einer bestimmten Situation spielen eine große Rolle dabei, wie wir uns fühlen und wie wir uns verhalten. Es besteht eine enge Verbindung zwischen Gedanken, Gefühlen und Verhalten in einer Situation (vgl. Abb. 5).

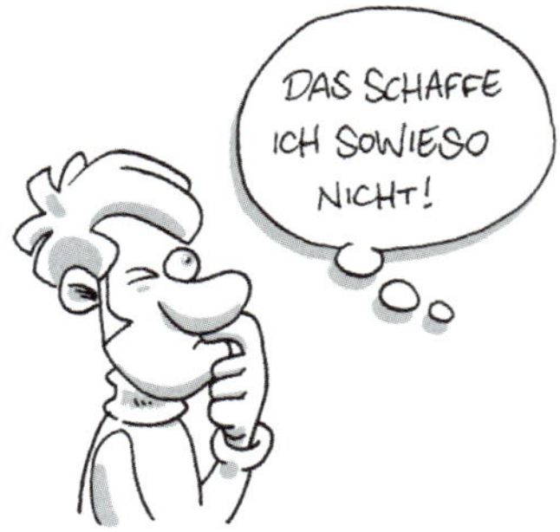


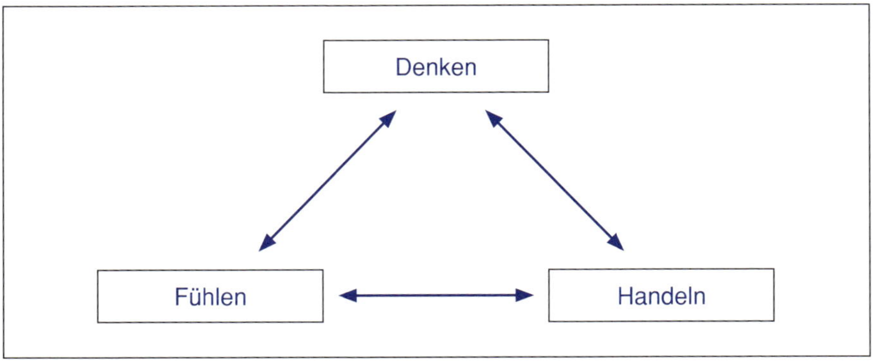


**Abbildung 5:** Verbindung zwischen Denken, Fühlen und Handeln

Das folgende Beispiel soll Ihnen die Bedeutung von bewertenden Gedanken in einer bestimmten Situation verdeutlichen.

**Beispiel**

Wenn Sie sich vorstellen, dass Sie abends im Bett liegen und plötzlich ein Geräusch an Ihrer Wohnungstür hören, werden Ihre Gefühle je nach Ihrer Bewertung der Situation sehr unterschiedlich sein. Wenn Sie davon ausgehen, dass das Geräusch von der Katze Ihres Nachbars stammt, dann werden Sie entweder ruhig bleiben oder sich etwas ärgern, dass Ihr Nachbar die Katze nicht in seiner Wohnung behält. Wenn Sie sich aber vorstellen, dass es sich um einen Einbrecher handelt, werden Sie wahrscheinlich Angst bekommen und Hilfe holen.

Solche Bewertungsprozesse laufen meist automatisch ab, so dass wir sie im Alltag selten bewusst wahrnehmen. Wenn Sie sich durch eine Aufgabe überfordert fühlen und sich überlegen, ob Sie diese Aufgabe zu Ende bringen sollen, spielen solche automatischen Gedanken vermutlich eine wichtige Rolle dabei, wie Sie letztendlich mit der Situation umgehen. Wenn Ihnen z. B. der Gedanke „Das schaffe ich sowieso nicht!“ durch den Kopf geht, werden Sie die Aufgabe womöglich nicht beenden. Wenn Ihnen aber durch den Kopf geht, „Okay, im Moment ist es etwas schwierig, aber ich habe eine ähnliche Aufgabe bereits vor einigen Tagen zu Ende gebracht.“, werden Sie diese Aufgabe eher bewältigen. Das bewusste Wahrnehmen solcher automatischer Gedanken müssen wir trainieren.

Einen guten Einstieg in das Training bekommen Sie, wenn Sie sich eine Situation vorstellen, in der Sie sich sehr niedergeschlagen oder ängstlich gefühlt haben: Am besten schließen Sie die Augen und führen Sie sich diese Situation so lebhaft wie möglich vor Augen. Versuchen Sie dabei herauszufinden, was Ihnen in der Situation, als Ihre Stimmung gekippt ist, durch den Kopf gegangen ist.

Wenn Sie Ihren automatischen Gedanken auf die Spur gekommen sind, können Sie Ihre Gedanken anhand der im Folgenden beschriebenen Fragen überprüfen, und so feststellen, ob es hilfreichere Gedanken gibt, die Sie in der Situation besser unterstützen würden. Das Ziel ist es, die nicht hilfreichen automatischen Gedanken durch hilfreichere zu ersetzen. Das Vorgehen wird anhand des oben beschriebenen automatischen Gedankens „Das schaffe ich sowieso nicht!“ demonstriert.

*Hilfreiche Fragen* zur Überprüfung automatischer Gedanken:
- Was spricht dafür und was spricht dagegen, dass der automatische Gedanke „Das schaffe ich sowieso nicht!“ wahr ist?
  „Ich habe zwar immer wieder Aufgaben nicht zu Ende geführt, aber wenn ich an etwas dran geblieben bin und diese Aufgabe mir auch wirklich wichtig war, habe ich auch Vieles zu Ende gebracht.“
- Was würde ein unterstützender und wohlwollender Coach oder Trainer zu dieser Situation sagen?
  „Bleib dran, irgendwann bist du fertig und beim nächsten Mal geht es leichter von der Hand.“
- Was würde ein guter Freund in dieser Situation sagen?
  „Es ist gerade mühsam, aber du schaffst es und bist dann froh.“
- Was würde ich einem guten Freund sagen, der sich in einer ähnlichen Situation befindet?
  „Du hast doch schon viele mühsame Situationen geschafft. Ich glaube an dich, du schaffst es!“

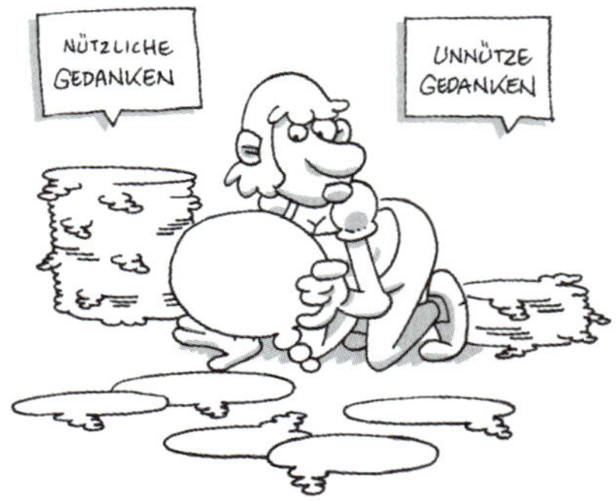


Die hilfreicheren Gedanken sollen keine Durchhalteparolen sein, sondern eine realistischere Sichtweise mit einbringen. Probieren Sie es einmal aus, die automatischen, nicht hilfreichen Gedanken durch hilfreichere zu ersetzen. Sie werden merken, dass Sie sich dabei ein Stückweit besser fühlen. Seien Sie beim Aufspüren der automatischen Gedanken geduldig mit sich. Diese Arbeit erfordert Zeit und Anstrengung, so dass Sie nicht zu schnell aufgeben dürfen. Nur das regelmäßige Üben führt zum Erfolg.

Im Anhang finden Sie als Arbeitsblatt 2 (vgl. S. 90) ein sogenanntes „Spaltenprotokoll“. Dieses Protokoll wird deshalb so genannt, weil es aus vier Spalten besteht, die dabei helfen, eine Situation zu analysieren und hilfreichere Gedanken zu finden. Mit Hilfe des Arbeitsblattes können Sie einige Beispiele von automatischen Gedanken festhalten und gleichzeitig üben, hilfreichere Gedanken zu finden.

**Wichtig:**

Kommen Sie Ihren Gedanken auf die Spur! Lernen Sie, Ihre automatische Gedanken aufzuspüren.

- In schwierigen Situationen das Vorliegen von nicht hilfreichen Gedanken überprüfen.
- Hilfreiche und unterstützende Gedanken in schwierigen Situationen suchen.

### 3.3.4 Die Verhaltensanalyse: Lernen, schwierige Situationen zu analysieren und Lösungen zu finden

Mit problematischem Verhalten ist meistens auch ein nicht erreichtes Ziel verbunden. Wenn Ihnen dieses Ziel sehr wichtig ist und Sie dieses Ziel unbedingt erreichen wollen, sollten Sie etwas in Ihrem Verhalten verändern. Damit Sie ein bestimmtes Verhalten verändern können, müssen Sie die Auslöser für dieses Verhalten erkennen.

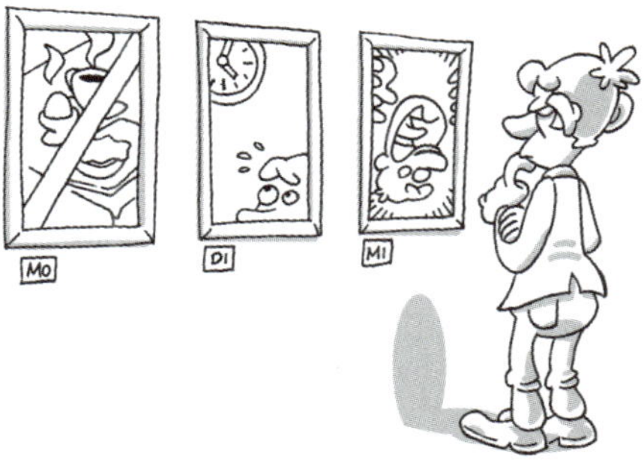


Dazu ist es notwendig, dass Sie Ihr „problematisches“ Verhalten beobachten, um so die Auslöser frühzeitig zu erkennen. In der Fachsprache wird dieser Vorgang „Verhaltensanalyse“ genannt. Wenn Sie bereits die Kontrolle über die Situation verloren haben, ist es zu spät, eine andere Richtung einzuschlagen. Je früher Sie die Schwierigkeiten erkennen und ernstnehmen, umso eher können Sie auch eingreifen und so Ihr Ziel erreichen. Bevor eine problematische Situation entsteht, ist in aller Regel eine Reihe von kleineren Schwierigkeiten aufgetreten. Es gilt, möglichst frühzeitig diese Auslöser für die Hauptschwierigkeit zu erkennen. Sie können sich dies wie eine Kette vorstellen, die hellblaue (= unproblematisches Verhalten) und dunkelblaue Glieder (= problematisches Verhalten) hat (vgl. Abb. 6). Am Anfang der Kette sind zunächst nur einige wenige dunkelblaue Glieder vorhanden und je näher Sie in Richtung Problemverhalten kommen, umso mehr nehmen die dunkelblauen Kettenglieder zu. Ab einem bestimmten Punkt sind nur noch dunkelblaue Kettenglieder vorhanden und das unerwünschte Verhalten tritt auf. An diesem Punkt haben Sie keine Möglichkeit mehr, gegenzusteuern und eine Rückkehr zum Ausgangspunkt ist nicht mehr möglich. Sie können diesen Ablauf auch mit einer Verkehrsampel vergleichen, die von „grün" über „gelb" auf „rot" schaltet. Wenn die Ampel auf „rot" schaltet, müssen Sie stehen bleiben und haben keine Möglichkeit mehr, die Situation zu verlassen.

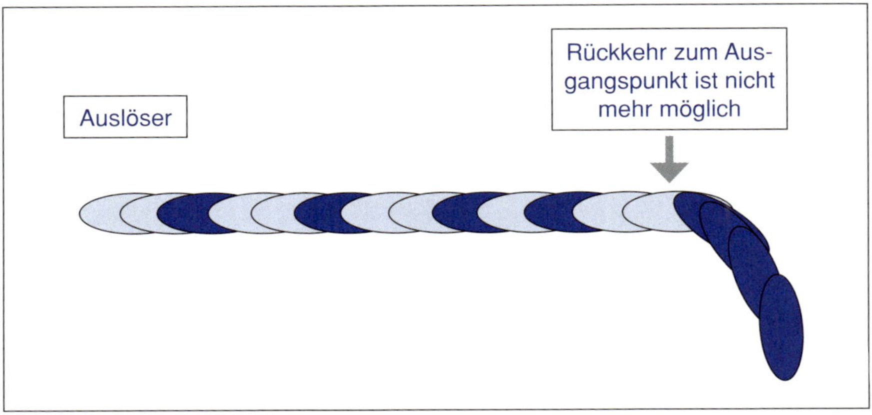


**Abbildung 6:** Die Verhaltensanalyse

*Auslösende Schwierigkeiten* können sehr vielfältig sein. Solche vorausgehenden Bedingungen bzw. Auslöser können z. B. ein Streit am Tag zuvor, Hunger, wenig Schlaf oder eine schlechte Planung sein. Wenn Sie die auslösenden Momente (d. h. die dunkelblauen Kettenglieder) gefunden haben, sollten Sie festlegen, an welchem Punkt (d. h. bei welchem dunkelblauen Kettenglied) Sie sich beim nächsten Mal anders verhalten müssen, damit Sie Ihr Ziel erreichen. Häufig geht es darum, Ihre persönliche Anfälligkeit zu verringern (vgl. Kapitel 3.3.2), indem Sie stärker auf das Einhalten von Schlafenszeiten achten oder eine andere Streitkultur entwickeln.

**Wichtig:**

- Es gilt, die auslösenden Faktoren für problematisches Verhalten zu finden.
- Sie sollten sich für einen neuen Weg im Umgang mit den Auslösern entscheiden und diesen Weg umsetzen.

### 3.3.5 Ihre Stärken und Fähigkeiten nutzen

In aller Regel bringt eine ADHS in unserer Welt nicht wirklich einen Vorteil mit sich, da wir nicht mehr in der Gesellschaft der Jäger und Sammler leben. Jeder Mensch mit einer ADHS verfügt jedoch über Stärken und Fähigkeiten, die gezielt eingesetzt werden können, um die ADHS-bedingten Probleme abzuschwächen. *Menschen mit einer ADHS gelten häufig als besonders kreativ und originell.* Sie sind häufig sensibel, aber auch mutig und haben einen großen Gerechtigkeitssinn, der dazu führt, dass sie sich für andere einsetzen. Die motorische Hyperaktivität kann auch als eine gewisse Risikobereitschaft angesehen werden. Diese Risikobereitschaft kann mit sich bringen, dass z. B. unbekanntes Terrain erkundet wird, neue und vielleicht eigenwillige Ideen ausprobiert und umgesetzt werden. So kann Neues entdeckt und eine große Kreativität entfaltet werden. Auch die Schwierigkeiten mit der Aufmerksamkeit können als eine neugierige und wache Beobachtungsgabe bezeichnet werden. Durch diese Neugierde werden rasch Ideen aufgenommen, wenn auch nicht immer umgesetzt. Auch die Desorganisiertheit kann zu einer großen Fantasie und Kreativität führen. Im Chaos können Situationen plötzlich aus einem anderen Blickwinkel betrachtet werden und so kreative Lösungen gefunden werden. Wenn Menschen mit einer ADHS sich wirklich für etwas interessieren, können sie viel mehr Energie aufbringen als jemand ohne ADHS. Auch die Bereitschaft, sich in ein Projekt zu vertiefen, von dem sie überzeugt sind, ist deutlich stärker vorhanden als bei Menschen ohne ADHS. Überlegen Sie, welche Ressourcen und Stärken Sie haben, wie Sie diese für sich gezielt beruflich und privat nutzen können und dadurch die eigenen Schwächen ein Stück weit abschwächen können.

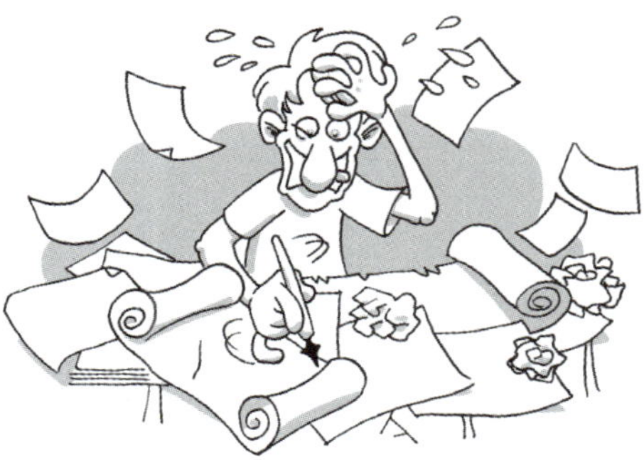

In Arbeitsblatt 3, das Sie im Anhang des Ratgebers finden (vgl. S. 91), können Sie Ihre Stärken eintragen.

**Wichtig:**

Nutzen Sie Ihre Stärken! Machen Sie eine Liste mit Ihren Ressourcen und Fähigkeiten und setzen Sie diese bewusst ein, um die ADHS-bedingten Schwierigkeiten abzuschwächen.

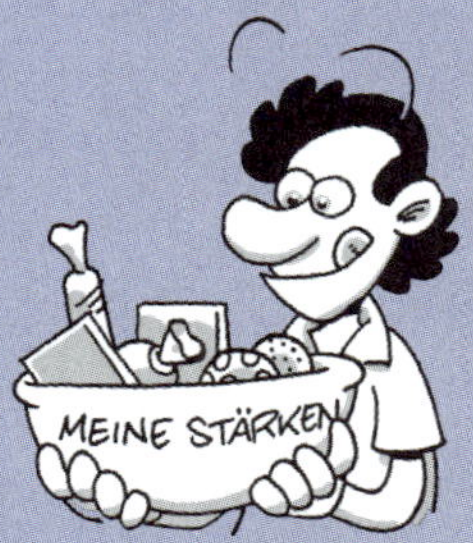


### 3.3.6 Üben und wieder Üben

Nachdem Sie Ihre Schwierigkeiten auf den Punkt gebracht haben und sich für einen neuen Weg entschieden haben, geht es darum, neue Verhaltensweisen im Umgang mit sich selbst und anderen einzuüben. Dazu gehört auch die Veränderung von nicht hilfreichen Gedanken und Bewertungen in schwierigen Situationen. Bedenken Sie, dass Sie bereits als Kind vermutlich ADHS-bedingte Schwierigkeiten hatten und deshalb Geduld bei der Veränderung brauchen (vgl. Kapitel 1.2). Ihr Motto zur Veränderung muss heißen: „Üben und wieder Üben". Die ADHS-bedingten Schwierigkeiten verändern sich nicht durch Reden, sondern nur durch das Training neuer Verhaltensweisen. Geben Sie nicht zu schnell auf. Wenn Sie nach wenigen Tagen feststellen, dass Sie das Üben vergessen haben, ist es besonders wichtig, dass Sie wieder anfangen. Werten Sie sich deshalb nicht ab oder machen sich Vorwürfe. Nehmen Sie die Haltung ein: „Ich fang so schnell wie möglich wieder an." Wenn Sie einen Therapeuten haben, lassen Sie sich von ihm unterstützen und lassen Sie sich von seiner Hoffnung anstecken.

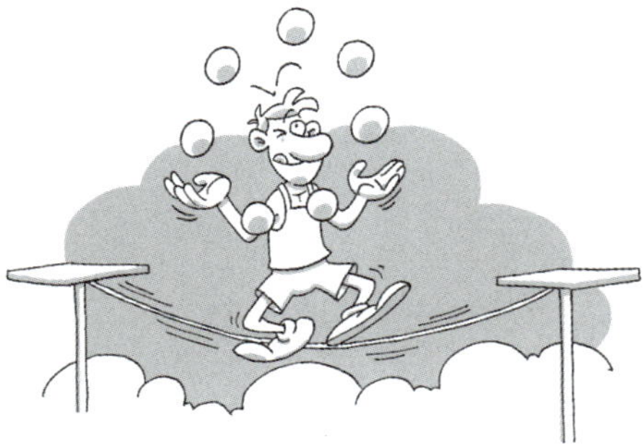

Denken Sie auch daran, sich selbst zu belohnen, wenn Sie etwas zu Ende gebracht haben oder Ihnen etwas gut gelungen ist. Dadurch verbinden Sie das Fertigstellen einer Aufgabe mit einer Belohnung und – damit einhergehend – einem guten Gefühl.

**Wichtig:**

- Üben und wieder üben! Es führt kein Weg daran vorbei, neue Verhaltensweisen und Denkmuster immer wieder zu üben.
- Belohnen Sie sich selbst, wenn Sie eine Aufgabe beendet haben oder Ihnen sonst etwas gut gelungen ist.

## 3.4 Wie sieht die medikamentöse Behandlung aus?

1937 wurde der erste wissenschaftliche Bericht über die erfolgreiche Behandlung von hyperaktiven Kindern und deren Verbesserung im Verhalten und in den Schulnoten veröffentlicht. Zwar verwendete man damals noch nicht den Begriff ADHS für die Diagnose solcher Störungen, aber man stieß durch Zufall auf die Wirkung einer bestimmten Medikamentengruppe auf die Symptome der Hyperaktivität und Unaufmerksamkeit. Bis zum heutigen Tag werden hauptsächlich Medikamente verwendet, die die Botenstoffe Dopamin und Noradrenalin im Gehirn beeinflussen, indem sie deren Abbau bremsen und sie damit länger zur Verfügung stellen. Das scheint die Bedingung zu sein, von der viele ADHS-Betroffene mehr oder weniger profitieren. Das gängigste Mittel ist nach wie vor Methylphenidat (MPH), das seit ca. 1960 unter dem Namen Ritalin® bei ADHS angewendet wird. Heutzutage ist die Substanz in verschiedenen Darreichungsformen verfügbar, die sich vor allem in der Dauer und Art der Verfügbarkeit im Körper unterscheiden. So ist es mit den neueren Tablettenformen gelungen, durch eine einmalige Einnahme am Morgen eine kontinuierliche Abgabe während des ganzen Tages zu erreichen (z. B. Concerta®, Ritalin LA®, Focalin XR® u. a.), während das Ritalin® nur wenige Stunden mit raschem Anstieg und Abfall wirksam ist. Aufgrund der häufigen Befürchtung, dass Substanzen auf Dopamin-Basis wie MPH zur Abhängigkeit führen könnten, hat man sich in den letzten Jahren bemüht, Substanzen auf Noradrenalin-Basis gegen ADHS zu synthetisieren. Deshalb steht heute mit Atomoxetin (Strattera®) auch ein solches Präparat zur Verfügung, das zwar etwas weniger gut wirksam ist, jedoch über 24 Stunden wirkt und keinerlei Abhängigkeitsrisiko beinhaltet.

### 3.4.1 Gängige Vorurteile zur Behandlung mit Medikamenten

*Wenn man ein Medikament braucht, ist man krank.* Obwohl wir heute sehr viel über den genauen Wirkungsmechanismus und die Nebenwirkungen von Medikamenten wissen, ist diese nach wie vor sehr verbreitete Ansicht ein logischer Trugschluss. Es wird dabei nicht berücksichtigt, dass mit dem vorübergehenden Einsatz eines Medikaments die Symptome einer Erkrankung zunächst unterdrückt werden und dann vielleicht sogar auf Dauer verschwinden. Nicht selten sehen wir bei behandelten ADHS-Betroffenen, dass sie während einer längeren Medikamenteneinnahme in kleinen Schritten lernen, ihr Leben besser zu organisieren. Sind diese Fähigkeiten einmal etabliert, können sie bei vielen Betroffenen auch ohne Medikament aufrechterhalten werden.

*Ritalin® und ähnliche Medikamente sind gefährlich und machen süchtig.* Viele Menschen haben Angst vor der Einnahme dieser Gruppe von Medikamenten, weil sie in den Medien immer nur Schlechtes darüber gehört haben. Es ist zwar eine Tatsache, dass Ritalin® – früher häufiger als heute – illegal beschafft und mit der Absicht konsumiert wurde, dadurch einen speziellen Effekt zu erreichen, z. B. als Aufputschmittel, zur Leistungssteigerung oder als Appetitzügler. Andererseits hat die jahrzehntelange Erfahrung in der Behandlung von Kindern mit ADHS und seit mindestens einem Jahrzehnt auch bei Erwachsenen gezeigt, dass diese Medikamentengruppe sicher und zum Vorteil der Betroffenen eingesetzt werden kann. Auf die genauen Zusammenhänge diesbezüglich gehen wir in einem der folgenden Abschnitte ein.

*Das ADHS-Medikament löst sofort alle meine Probleme.* Medikamente sind keine Wundermittel. Das trifft auch auf ADHS-Medikamente zu. Bei gutem Ansprechen werden zwar bald bestimmte Wirkungen sichtbar, dennoch braucht es in aller Regel viele Monate oder vielleicht sogar Jahre, bis die typischen ADHS-bedingten Verhaltensmuster schrittweise verändert und durch geeignetere Strategien ersetzt werden können.

### 3.4.2 Was sind die Eckpfeiler der medikamentösen Behandlung?

Bei ADHS im Erwachsenenalter besteht die Behandlung in aller Regel aus einer Kombination von Medikation und verschiedenen psychotherapeutischen Verfahren. Dabei steht die Erfahrung im Vordergrund, dass es Betroffenen mit Hilfe der Medikation besser möglich wird, Vereinbarungen, die in der Psychotherapie getroffen wurden, umzusetzen. Sowohl für die Medikation als auch für die Psychotherapie ist ein Mindestmaß an Zuverlässigkeit und Bereitschaft, sich an die therapeutischen Empfehlungen zu halten, notwendig. Dabei spielen viele Faktoren eine Rolle, die nicht nur in der Person des ADHS-Betroffenen liegen, sondern auch in der Person des Therapeuten und natürlich auch in den Rahmenbedingungen. Daher soll die therapeutische Situation möglichst unkompliziert sein (z. B. sollte eine gute Erreichbarkeit der Therapie gegeben sein und es sollten regelmäßige Konsultationen stattfinden). Aber auch eine offene und wohlwollende sowie eine strukturierende und einen Rahmen vermittelnde Haltung des Therapeuten ist wichtig und natürlich spielt auch die Bereitschaft des ADHS-Betroffenen, sich auf Veränderungen des eigenen Verhaltens einzulassen, eine große Rolle.

**Merke:**

Die gängige Empfehlung ist, zunächst mit der medikamentösen Therapie zu beginnen und diese mit Psychotherapie zu unterstützen.

### 3.4.3 Wie entdeckte man die paradoxe Wirkung von Stimulanzien auf die ADHS?

Der erste wissenschaftliche Bericht über die erfolgreiche Behandlung von hyperaktiven Kindern wurde 1937 von Charles Bradley veröffentlicht. Bradley leitete ein Kinderheim für stark verhaltensauffällige Jungen in den USA. Durch einen Zufall entdeckte er, dass die Substanz Benzedrin bei den sehr unruhigen Jungen für einige Stunden zu motorischer Beruhigung und zur Verbesserung der Konzentration führte. Nach längerer Verabreichung besserten sich die Schulnoten und das störende Verhalten ging zurück. Benzedrin gehört zur Gruppe der Amphetamine. Diese Stoffe führen normalerweise zu einer psychischen und körperlichen Stimulation mit erhöhtem Drang zu aktiven Betätigungen, zu mehr Risikobereitschaft und zur Unterdrückung von Müdigkeit und Appetit. Bei den hyperaktiven Jungen stellte man jedoch eine deutliche Verminderung des Bewegungsdrangs und eine Einschränkung der sonst vorherrschenden Ablenkungsbereitschaft fest. Diese unerwartete und deshalb als paradox bezeichnete Wirkung auf äußere und sozusagen „innere Hyperaktivität" überraschte Bradley und veranlasste ihn zur Publikation seiner Beobachtung.

Als 1944 in Basel erstmals MPH, das spätere Ritalin®, synthetisiert wurde, erkannte man zwar die amphetaminähnlichen stimulierenden Wirkungen, bis zum Einsatz als Mittel erster Wahl bei ADHS sollte es dennoch lange dauern. Erst um 1960 begann man in den USA MPH bei den in der Zwischenzeit etwas genauer, aber immer noch uneinheitlich beschriebenen Symptomen der ADHS als Medikament einzusetzen. Damals schien es, als ob das Problem fast nur bei Jungen von der frühen Kindheit bis zur späten Adoleszenz auftrete und es sollte noch weitere 20 bis 30 Jahre dauern, bis man die Störung zuerst bei Kindern und dann auch bei Erwachsenen einheitlicher zu klassifizieren begann und die heute gängige Bezeichnung ADHS einführte.

### 3.4.4 Wie kann man sich die Wirkung von Methylphenidat (MPH) im Gehirn vorstellen?

MPH ist selbst kein Amphetamin, jedoch in der Struktur und Wirkung diesen nahe verwandt. Durch die spezifische Wirkung dieser Medikamente konnten im Laufe der Zeit auch die heutigen Erkenntnisse über die neurobiologischen Zusammenhänge der ADHS gewonnen werden. Mit dem Begriff neurobiologisch werden der Stoffwechsel und die Abläufe im Gehirn bezeichnet, die unter anderem dazu führen, dass wir denken, sprechen, gehen usw.

Mittels spezieller Techniken, wie z. B. fMRT (funktionelle Magnetresonanztomografie), wurde gezeigt, dass stimulierende Substanzen wie MPH im Gehirn die Verfügbarkeit der Botenstoffe Dopamin und Noradrenalin beeinflussen. MPH bremst die zu rasche Rückführung dieser Botenstoffe in die entsprechenden Speicher, so dass sie im betreffenden Netzwerk von neuronalen Verschaltungen länger zur Verfügung stehen. Es wird vermutet, dass dadurch z. B. eine beabsichtigte Handlung wie geplant zu Ende geführt werden kann und nicht durch andere, neue Impulse abgebrochen wird.

Der Hauptunterschied von MPH zu Amphetaminen besteht darin, dass letztere zusätzlich Dopamin und Noradrenalin aus den Speichern im Gehirn freisetzen. MPH wirkt lediglich auf das ohnehin vom Körper freigesetzte Dopamin und Noradrenalin. Fachleute sind sich heute einig, dass dies die Bedingungen sind, von denen viele ADHS-Betroffene profitieren.

### 3.4.5 Wie erfolgt die medikamentöse Behandlung der ADHS?

Wie bereits in der Einführung des Kapitels 3.4 angedeutet, ist MPH zur Behandlung der ADHS bei Kindern und Erwachsenen bis heute das Medikament erster Wahl. Die Substanz ist mittlerweile in verschiedenen Darreichungsformen erhältlich, die sich vor allem in der Dauer und Art der Verfügbarkeit im Körper unterscheiden. So ist es mit den neueren Tablettenformen gelungen eine kontinuierliche Abgabe während des ganzen Tages zu erreichen (z. B. Concerta®, Focalin® XR, Ritalin® LA u. a.), während das herkömmliche Ritalin® nur für wenige Stunden nach Einnahme wirksam ist. In Tabelle 4 ist die Wirkdauer der verschiedenen Präparate aufgeführt.

**Tabelle 4:** Kurz-, mittel- und langwirksame MPH-Präparate

| Wirkdauer | kurz (bis 4 Stunden) | mittel (bis 8 Stunden) | lang (bis 12 Stunden) |
|---|---|---|---|
| Beispiele für Präparate im Handel | Ritalin®<br>Medikinet®<br>Equasym® | Ritalin® LA<br>Focalin® XR<br>Medikinet® MR<br>Equasym® ret | Concerta® |

Voraussetzung für die Behandlung der ADHS ist eine genaue Diagnosestellung und eine ausführliche Beratung über die medikamentösen und psychotherapeutischen Behandlungsmöglichkeiten. Außerdem müssen im Vorfeld der Medikation andere körperliche und psychische Erkrankungen ausgeschlossen bzw. festgestellt werden, ob es Kontraindikationen (= Gegenanzeigen) für die Behandlung mit MPH gibt. Anschließend wird schrittweise, von einer kleinen Dosis MPH ausgehend, die individuell nötige Dosis ermittelt.

**Merke:**

In verschiedenen Studien konnte gezeigt werden, dass in der Regel MPH-Dosen zwischen 0,5 mg und 1,3 mg pro kg Körpergewicht nötig und ausreichend sind, um eine Wirkung zu erzielen.

Heute wird nicht selten von Anfang an mit den mittel- und langwirksamen Tablettenformen begonnen, deren Wirkdauer zwischen 8 und 12 Stunden liegt. Wirkungen und Nebenwirkungen der Behandlung mit MPH müssen vom Arzt sorgfältig mit dem Patienten zusammen überwacht werden, um rasch herauszufinden, ob es sich tatsächlich lohnt, das Medikament weiter einzunehmen. Wichtig zu wissen ist, welches MPH-Präparat von den Zulassungsbehörden für die Behandlung bei Erwachsenen bewilligt ist.

### 3.4.6 Welche Nebenwirkungen kommen häufig vor?

Während bei Patienten, die eine gute Wirkung auf die ADHS-Symptome feststellen, die Nebenwirkungen meist nur geringfügig sind, wie z. B. vorübergehende Appetitverminderung, geringfügige Erhöhung von Puls und Blutdruck, kommt es bei anderen Patienten nur zu minimaler oder fehlender Wirkung oder es treten unangenehme Nebenwirkungen auf, wie z. B. Angetriebenheit, Nervosität, Schlaflosigkeit oder Verstärkung von zwanghaftem Verhalten. Schwere Nebenwirkungen, wie z. B. psychotisches Erleben, treten bei Behandlungen unter (fach-)ärztlicher Aufsicht dagegen nur sehr selten auf, wenn die Dosis langsam gesteigert wird. Bei ersten Hinweisen auf psychotische Symptome muss das MPH allerdings sofort abgesetzt werden.

Die Erhöhung von Blutdruck und Puls durch MPH stellt bei Menschen ohne Kreislauf- oder Herzprobleme kein Problem dar, weil sie nur geringfügig ist. Besteht jedoch ein Bluthochdruck oder ein anderes Herz- oder Kreislaufleiden, muss unbedingt Rücksprache mit dem Hausarzt oder einem Spezialarzt genommen werden, bevor man mit der Behandlung beginnt.

MPH eignet sich trotz der Nebenwirkung der *Appetitminderung* nicht als Mittel zum Abnehmen. Wenn auf eine Mahlzeit während der Wirkdauer des MPH verzichtet wird, tritt anschließend ein starkes Hungergefühl auf. Dies kann dazu führen, dass man letzten Endes sogar zunimmt. Deshalb ist es wichtig, dass man von Anfang an trotz Appetitminderung die gewohnten Mahlzeiten einhält, um nicht nach dem Ende der Wirkung des MPH den Kühlschrank zu leeren. Auf gleiche Weise können sehr schlanke Menschen einer unerwünschten Gewichtsabnahme vorbeugen. Die meisten Betroffenen gewöhnen sich rasch an diese Nebenwirkung und die anfängliche Appetitverminderung tritt in den Hintergrund. Nicht zuletzt kann am Beispiel dieser Nebenwirkung bereits eine psychotherapeutische Strategie durch das Beachten einer geregelten Nahrungseinnahme erprobt werden.

**Wichtig:**

- Sowohl kurzwirksames als auch langwirksames MPH steht zur Verfügung.
- Vor Behandlungsbeginn müssen körperliche Krankheiten ausgeschlossen und evtl. andere psychische Störungen festgestellt werden.
- Unerwünschte Wirkungen treten bei engmaschiger ärztlicher Kontrolle selten auf.
- Neben MPH stehen auch Medikamente auf Noradrenalin-Basis zur Verfügung.

### 3.4.7 Führen ADHS-Medikamente zu einer Abhängigkeit?

Ritalin® wurde im Zuge der Hippie-Bewegung, im Sport und im Vietnamkrieg bei Kampfhandlungen – wie viele andere Drogen und in der Medizin verwendete Substanzen – zunehmend missbraucht (Iversen, 2009). Damals gab es Ritalin® neben der Tablette auch in flüssiger Form, die den Missbrauch förderte. Deshalb zog man um 1980 die Flüssigformen von MPH weltweit aus dem Handel und unterstellte die Verordnung von Ritalin® dem Betäubungsmittelgesetz, was bis zum heutigen Tag für alle MPH-Präparate der Fall ist. Diese gesetzlichen Regelungen haben die Gefahr des Missbrauchs deutlich gesenkt und die ADHS-Betroffenen vom Verdacht der Drogenabhängigkeit entlastet.

Wichtig zu erwähnen ist ein weiteres Ergebnis zahlreicher Studien: Es wurde gezeigt, dass die medikamentöse Behandlung der ADHS im Kindes- und Jugendalter der Entwicklung einer *Abhängigkeitserkrankung* im Erwachsenenalter eher *vorbeugt* als diese fördert. Das bedeutet, dass die Nichtbehandlung der ADHS das Risiko für eine spätere Suchterkrankung (z. B. Cannabiskonsum oder Alkoholmissbrauch) erhöhen kann. Dieser Umstand könnte damit zusammenhängen, dass unbehandelte ADHS-Betroffene in Anbetracht ihrer Schwierigkeiten zur „Selbstmedikation" in Form illegaler Substanzen greifen oder auch legale Betäubungsmittel wie Alkohol zum „Vergessen" ihrer schwierigen Lebenssituation einsetzen. Impulsives Verhalten und erhöhte Risikobereitschaft führen ebenfalls zum Gebrauch von Partydrogen und anderen gängigen Suchtmitteln. Abhängigkeitserkrankungen sind deshalb eine häufige und gefährliche Begleiterkrankung von unbehandelter ADHS.

**Wichtig:**

- MPH fällt unter das Betäubungsmittelgesetz.
- Bei Einnahme von MPH unter ärztlicher Begleitung ist das Risiko einer Abhängigkeit gering.

### 3.4.8 Fallbeispiele

#### Fallbeispiel 1

Ein knapp 18-jähriger Mann erhält nach der Diagnosestellung und entsprechender Information eine Behandlung mit MPH. Aufgrund äußerer Umstände muss zunächst auf eine begleitende intensivere psychotherapeutische Behandlung verzichtet werden.

*Angaben der Eltern:* Die Eltern beschreiben den bisherigen schulischen und beruflichen Werdegang als schwierig. Ihr Sohn habe mit 18 Jahren weder den obligatorischen Schulabschluss geschafft, noch den Einstieg in eine Berufsausbildung gefunden. Er sei zwar kooperationsbereit, lasse sich jedoch sehr rasch ablenken, könne keine Aufgabe vorantreiben, geschweige denn zu Ende führen und leide ständig unter Motivationsproblemen. Er habe so oft versagt, dass er und die Eltern kaum mehr Hoffnung auf eine Berufsausbildung hätten. Aber selbst bei Hilfstätigkeiten und Gelegenheitsarbeiten stünden ihm ADHS-Symptome wie Vergesslichkeit und ein chaotischer Arbeitsstil im Wege.

*Angaben des Patienten zur Wirkung von MPH:* Er fühle sich mit der Medikation mit einem langwirksamen MPH-Präparat innerlich ruhiger und könne sich besser konzentrieren. Wenige Wochen nach dem Behandlungsbeginn berichtet eine Betreuerin im Eingliederungsprojekt für „gescheiterte" Jugendliche, dass er seit kurzem durch stark verbesserte Leistungen bei schulischen und handwerklichen Aufgaben auffalle. Außerdem sei er bemerkenswert pünktlich geworden, vergesse seine Arbeitsmaterialien nicht mehr und höre besser zu. Man habe zudem mit Erstaunen festgestellt, dass er bei einer Intelligenztestung wie ein Abiturient abgeschnitten habe.

*Weiterer Verlauf:* Er schafft es in der Folge innerhalb eines Jahres, einen Schulabschluss zu erreichen und eine reguläre Lehrstelle anzutreten. Zwar kommt es immer wieder zu verschiedenen Schwierigkeiten im Verlauf seiner Lehre, die vor allem im Rahmen des Unterbrechens der medikamentösen Behandlung auftreten, aber schließlich erreicht er den Abschluss der Lehre in der vorgesehenen Zeit mit gutem Erfolg. In der Zwischenzeit konnte er mit der zusätzlichen Hilfe einer kognitiven Verhaltenstherapie auch verschiedene Strategien zur Verbesserung der Alltagsbewältigung und des Stressmanagements erarbeiten. Besonders hilfreich war das Erkennen der automatischen Gedanken und das Finden hilfreicherer Gedanken (wie im Kapitel 3.3.3 beschrieben).

Trotz der erfolgreichen Bewältigung seiner ADHS-Symptome benötigte er längere Zeit, um seine Erkrankung und deren Behandlung mit Medikamenten und Psychotherapie innerlich zu akzeptieren und zu lernen, dass er sich dadurch nicht benachteiligt oder behindert fühlen muss.

### Fallbeispiel 2

Eine 35-jährige Frau meldet sich zur ADHS-Abklärung, weil der neue Kinderarzt sie direkt darauf angesprochen habe.

*Eigene Angaben:* Sie berichtet seit früher Kindheit aufgrund ihres impulsiven und äußerst lebhaften Verhaltens über unzählige Schwierigkeiten. Im Kindergarten und in der Schulzeit sei es zu vielen disziplinarischen Maßnahmen gekommen. Sie habe trotz normaler Intelligenz aufgrund inkonstanter Leistungen nur einen schlechten Schulabschluss erreicht. Dann habe sie eine Ausbildung als Schwesternhilfe abgeschlossen, sei jedoch in dieser Tätigkeit nicht glücklich geworden. Deshalb habe sie in der Folge in verschiedenen Hilfstätigkeiten im Verkauf und in der Gastronomie gearbeitet. Sie habe oft die Stellen gewechselt, weil ihr die jeweilige Arbeit rasch langweilig wurde oder sie in Konflikte mit Vorgesetzten oder Mitarbeitern geriet. Das Beziehungsleben habe sich von Anfang an turbulent gestaltet, so dass sie heute mit zwei Kindern von zwei verschiedenen Vätern und kurz vor der nächsten Trennung da stehe.

*Diagnosestellung:* Die Abklärung bestätigt den Verdacht auf Erwachsenen-ADHS. Als Begleiterkrankungen werden wiederkehrende depressive Zustände, hoher Nikotinkonsum und phasenweise Cannabis- und Alkoholmissbrauch festgestellt. Außerdem ist es in der Vorgeschichte im Rahmen von Beziehungskonflikten mehrmals zu heftigen Wutausbrüchen gekommen, die einmal zu einer Zwangseinweisung in eine psychiatrische Klinik geführt hätten, weil sie sich nicht mehr habe beruhigen können.

*Therapiebeginn:* Nach entsprechender Aufklärung wird eine medikamentöse Therapie mit MPH begonnen und mit einer kognitiven Verhaltenstherapie ergänzt. Längere Zeit bleibt es unklar, ob MPH tatsächlich hilft, weil es zwar zu einer gewissen Beruhigung der Patientin kommt, aber aufgrund der vielen ungelösten Probleme immer wieder krisenhafte Zuspitzungen der Familiensituation auftreten. Schließlich wird neben MPH vorübergehend auch ein Antidepressivum verordnet, als die Patientin aufgrund der bevorstehenden Trennung sich zunehmend erschöpft und hoffnungslos fühlt.

*Weiterer Verlauf:* In der Folge lernt sie erstmals im Leben, mit Unterstützung einer Sozialarbeiterin alleine ihr Haushaltsbudget zu verwalten. Es gelingt ihr außerdem, eine Hilfsstelle als Kindergärtnerin für verhaltensauffällige Kinder zu bekommen und sie beginnt, Kurse für eine berufsbegleitende Ausbildung zu belegen. Es wird ihr im Laufe der Zeit bewusster, dass sie unter der Medikation mit MPH an ihren Vorhaben festhalten und diese durchziehen kann. Sie lässt sich auf eine neue Paarbeziehung ein, lehnt jedoch gemeinsames Wohnen ab und betreibt durchgehenden Empfängnisschutz. Nach einem Jahr stabiler Beziehung berichtet sie stolz, noch nie so wenig mit einem Partner gestritten zu haben. Auch mit ihren eigenen Kindern kommt sie besser zurecht, sie habe sich in letzter Zeit einen konsequenteren Erziehungsstil angeeignet. Bei Erziehungsfragen profitiere sie von ihrer neuen Tätigkeit und der damit verbundenen Ausbildung, dass sie aber ihre Erfahrungen und ihr neues Wissen im Alltag Tag für Tag umsetze, schreibe sie den Medikamenten zu. Früher habe sie viele gute Ideen gehabt und sich dauernd vorgenommen, ihr Leben grundlegend zu ändern, sei jedoch laufend gescheitert ohne genau zu wissen warum.

Sie gibt an, aufgrund der Diagnose und der Therapie der ADHS endlich dahin gekommen zu sein, wo sie eigentlich schon als junges Mädchen habe landen wollen. Diese Erkenntnis stimme sie gelegentlich traurig, aber damit wolle sie sich nicht lange aufhalten. Sie habe sich noch nie im Leben so sicher gefühlt, dass sie selbst ihre Probleme und ihre Aufgaben bewältigen könne, auch wenn es Zeit und Geduld brauche.

## 3.5 Welche psychotherapeutischen Strategien haben sich bewährt?

Im Folgenden werden neben den bereits in den Kapiteln 3.3.1 bis 3.3.6 beschriebenen Techniken, weitere wichtige Strategien zur Reduktion der ADHS-bedingten Schwierigkeiten vorgestellt. Diese werden *in aller Regel im Rahmen einer Psychotherapie* mit dem Patienten erarbeitet. Deshalb ist im Folgenden auch von „Patienten" die Rede. Selbstverständlich können Sie die folgenden Strategien auch in Eigenregie ausprobieren. Wenn Sie aber feststellen, dass Sie Unterstützung dabei benötigen, zögern Sie nicht, Hilfe in Anspruch zu nehmen.

### 3.5.1 Bei Schwierigkeiten mit der Aufmerksamkeit

Bei jedem Menschen schwankt die Aufmerksamkeit. Dies ist ein normales Phänomen, bei einer ADHS jedoch so stark vorhanden, dass es hinderlich sein kann. Schwierigkeiten mit der Aufmerksamkeit zeigen sich sowohl im beruflichen als auch im privaten Bereich. Betroffene schweifen schnell vom Thema ab, haben Schwierigkeiten dabei, zuzuhören oder wirken in sich versunken und abwesend. Dies wird häufig von anderen Menschen als Desinteresse gedeutet. Die Betroffenen selbst bemerken es häufig gar nicht. So entstehen zahlreiche Schwierigkeiten im zwischenmenschlichen Bereich. Das Abschweifen geht häufig mit Unkonzentriertheit einher und führt zu Flüchtigkeitsfehlern. Dadurch bleiben ADHS-Betroffene häufig hinter ihren Möglichkeiten zurück. Sie verzetteln sich und wechseln häufig von einer Aufgabe zur nächsten, ohne dass die eine Aufgabe zu Ende gebracht wurde.

Das Ziel ist, im Hier und Jetzt aufmerksam zu bleiben, statt abwesend zu sein. Nur wenn der Mensch im Hier und Jetzt anwesend ist, kann er sein Leben bewusst gestalten. Im Folgenden werden einige hilfreiche Strategien vorgestellt:

- *Präsenter im Hier und Jetzt werden:* In der Psychotherapie wird erarbeitet und eingeübt, wie der Patient in jedem Moment seine Aufmerksamkeit gerade auf das richten kann, womit er gerade beschäftigt ist. Wenn er z. B. isst, nur beim Essen zu bleiben oder wenn er trinkt nur beim Trinken zu bleiben und nicht mit den Gedanken bereits bei dem zu sein, was z. B. nach dem Essen ansteht. Er soll lernen, zu merken, wenn er abschweift und dann versuchen zu dem zurückzugehen, was er gerade tut.
- *Wochenplan nutzen:* Das Führen eines Wochenplans ist in aller Regel sehr hilfreich (vgl. Beispiel in Abb. 7). Dieser Wochenplan kann dabei helfen, die Aufmerksamkeit zu fokussieren. Wenn der Patient bereits weiß, dass er sich bei bestimmten Aufgaben schnell „verzettelt" und von einer Arbeit zur nächsten springt, soll er bereits beim Erstellen des Wochenplans solche Tätigkeiten gesondert markieren (z. B. mit Rot oder unterstreichen). So kann er gleich dem Wochenplan entnehmen, bei welcher Tätigkeit die Gefahr besteht, dass er sich besonders schnell ablenken lässt. Diese Tätigkeit sollte dann zeitlich begrenzt werden und sich an der individuellen Aufmerksamkeitsspanne orientieren.

| Uhrzeit | Montag | Dienstag | Mittwoch |
|---|---|---|---|
| 07.00–09.00 | 8.00 Bewerbung schreiben | 8.00 Arzttermin | 8.00 Termin beim Arbeitsamt |
| 10.00–13.00 | | | |
| usw. | | | |

**Abbildung 7:** Beispiel für die Struktur eines Wochenplans (Montag bis Mittwoch)

- *Ermitteln der individuellen Aufmerksamkeitsspanne:* Bei wenig attraktiven und langweiligen Aufgaben, bei welchen eine hohe Konzentration notwendig ist, jedoch ein hohes Ablenkungsrisiko besteht, ist es sinnvoll, die Aufmerksamkeitsspanne zu ermitteln. Das heißt, wie lange kann der

Patient an einer bestimmten langweiligen und unattraktiven Aufgabe konzentriert ohne Unterbrechung arbeiten? Für diese Messung soll der Patient sich bis zur nächsten Sitzung mit einer anstehenden langweiligen Aufgabe beschäftigen (z.B. einen Text lesen) und dabei anhand einer Stoppuhr die Zeiteinheit messen, während der er ohne Unterbrechung an diesem Text konzentriert arbeiten kann. Wenn der Patient später diesen Text in Angriff nimmt, bleibt er nur während dieser gemessenen Zeitspanne (seien es 15 oder 20 Minuten) dran. Wenn die Zeit verstrichen ist, legt er den Text beiseite. Wenn der Patient das Lesen dieses Textes zu einem späteren Zeitpunkt fortsetzt, verlängert er die Aufmerksamkeitsspanne um einige Minuten; d.h. er bleibt einige Minuten länger dran. Bei jeder Fortsetzung der Arbeit an diesem Text kommen jeweils einige Minuten hinzu. Wie beim Sport ist es auch hier wichtig, langsam zu beginnen und das Pensum mit der Zeit zu steigern, um ein „Abbrechen" zu vermeiden. Durch dieses Training kann der Patient seine Aufmerksamkeitsspanne für unattraktive und langweilige Aufgaben verlängern (vgl. Steigerung der Kondition durch regelmäßigen Sport). Bei Routineaufgaben, die nicht viel Konzentration erfordern, z.B. Staubsaugen, ist diese Technik nicht sinnvoll.

**Aufgabe: Ermittlung der individuellen Aufmerksamkeitsspanne**

- Stoppuhr nehmen.
- Langweilige Aufgabe aussuchen.
- Mit Hilfe der Stoppuhr die Zeit messen, die ohne Unterbrechung für diese langweilige Aufgabe aufgewendet werden konnte.

- *Umgang mit plötzlich auftauchenden guten Ideen:* Wenn der Patient schnell durch neue Ideen, die sich aufdrängen, abgelenkt wird, soll er sich angewöhnen, diese neuen Ideen sofort zu notieren (in ein Notizbuch, mit Hilfe des Mobiltelefons oder Computers). Durch das Festhalten einer neu aufgetauchten Idee wird der Moment der Ablenkung hinausgezögert und es besteht die Gewissheit, dass die Idee nicht verloren geht. Wenn der Patient die Tätigkeit, die er gerade ausführt, beendet hat, kann er sich dieser neuen Idee widmen. In Umgang mit plötzlich auftauchenden guten Ideen können auch Selbstverbalisationen hilfreich sein, wie z.B. „Darum werde ich mich später kümmern" oder „Dies ist keine Aufgabe mit höchster Priorität".

- *Umgang mit Störfaktoren in der Umgebung:* Häufig befinden sich Gegenstände in der unmittelbaren Umgebung des Patienten, die einen hohen ablenkenden Charakter haben. Hierzu ist es notwendig, die Umgebung diesbezüglich genau zu überprüfen und gegebenenfalls zu verändern. Im ersten Schritt werden potenzielle Störfaktoren ermittelt. Häufige Störfaktoren sind: permanenter Zugang zum Internet, E-Mails, die am Bildschirm aufleuchten, sobald sie eingehen oder das Telefon. Es können aber auch innere Störfaktoren wie Hunger oder Müdigkeit sein. Der Arbeitsplatz sollte so eingerichtet werden, dass er möglichst wenig Raum für Ablenkung bietet. So kann es sinnvoll sein, den Schreibtisch mit dem Blick auf eine leere Wand, statt auf die Straße aufzustellen. Oder E-Mails nur zu festgelegten Zeiten zu lesen.

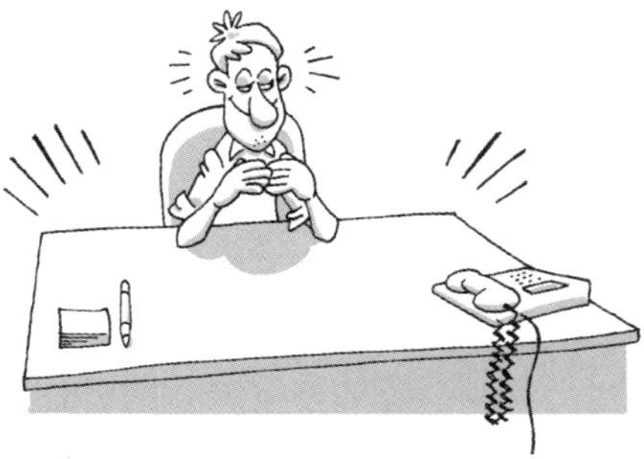

- *Weitere Hilfen, um die Aufmerksamkeit im Hier und Jetzt zu halten:* Durch einen Alarm, z. B. mithilfe eines Mobiltelefons oder Computers, kann der Patient an wichtige Aufgaben erinnert werden (z. B. „Um 16 Uhr mit Einzahlungen beginnen“), die in Vergessenheit zu geraten drohen. Auch können Klebepunkte an Gegenständen mit Ablenkungscharakter (z. B. das Handy oder der Kühlschrank) helfen, die Aufmerksamkeit wieder ins Hier und Jetzt bzw. zu der gerade durchgeführten Aufgabe zu holen. So kann beispielsweise ein kleiner roter Klebepunkt an solchen Gegenständen den Patienten daran erinnern, zu überprüfen, ob er wirklich das tut, was er sich gerade vorgenommen hatte. Wenn er feststellt, dass er nicht das tut, dann sollte er sich selbst anweisen möglichst schnell wieder an die Arbeit zurückzukehren.
- *Sinnvolle Pausen:* Kein Mensch kann ohne Pause über einen längeren Zeitraum aufmerksam an einer Aufgabe bleiben. Der ADHS-Patient muss lernen, sinnvolle Pausen einzusetzen. Viele Patienten meinen, wenn sie gerade einen „Energieschub“ haben, auf keinen Fall eine Pause machen zu können, da

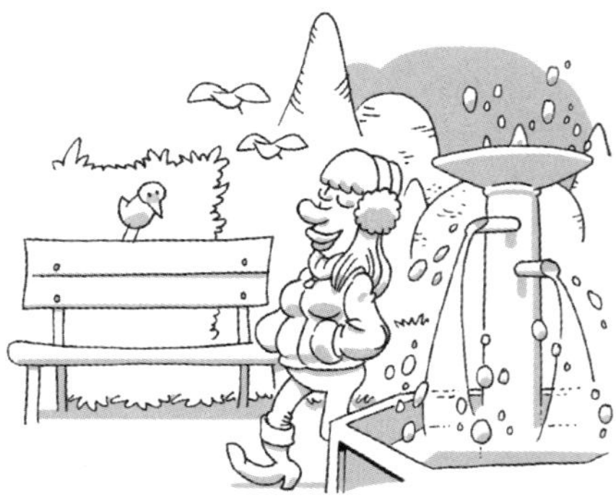

sie nicht wissen, wann sie wieder Energie für die Arbeit haben. Dies ist in aller Regel eine Milchmädchenrechnung, da am nächsten Tag kaum noch Energie für die Arbeit vorhanden ist und der Patient einen „Ruhetag“ einlegt. Es ist sinnvoll in Abständen von ca. 60 bis höchstens 90 Minuten eine Pause von ca. 10 bis 15 Minuten einzulegen. Während dieser Pause ist es sinnvoll, vom Arbeitsplatz aufzustehen, sich etwas zu bewegen oder kurz an die frische Luft zu gehen. Im Internet surfen oder Fernsehen sind in der Regel keine erholsamen Pausen.

**Wichtig:**

- Aufmerksamkeit im Hier und Jetzt halten.
- Im Wochenplan Aufgaben mit einem starken Ablenkungscharakter markieren.
- Individuelle Aufmerksamkeitsspanne ermitteln.
- Auftauchende Ideen notieren.
- Unterstützende Selbstverbalisationen.
- Möglichst viele Störfaktoren in der Umgebung ermitteln und ausschalten.
- Rote Klebepunkte auf Gegenstände mit Ablenkungscharakter.
- Pausen sinnvoll einsetzen (nach 60 bis 90 Minuten Arbeit ca. 10 bis 15 Minuten Pause).

### 3.5.2 Bei Hyperaktivität und Rastlosigkeit

Wie bereits bei der Verletzlichkeit für heftige Gefühle beschrieben, ist auch hier Bewegung ein wichtiger Bestandteil. Mit dem Patienten wird erarbeitet, wie er seine *Freizeit so gestalten* kann, dass Aktivitäten mit Bewegung anstatt Aktivitäten im Sitzen Vorrang haben. Wenn der Patient einen starken Bewegungsdrang hat, müssen Situationen gesucht werden, die Bewegung erlauben, wie z. B. zu Hause einen Film anschauen, statt ins Kino zu gehen, wo keine Bewegung möglich ist. Generell sollte Sport drei- bis viermal pro Woche in den Tagesablauf integriert sein (vgl. Kapitel 3.3.2). Neben *Sport* sind auch *Entspannungsverfahren* wie Yoga, Meditation, Atemübungen und andere Formen wichtige Bestandteile des Tagesablaufs. In der Therapie wird die Entspannungsform ausgesucht, die dem Patienten am meisten zusagt. Therapeut und Patient sollen bei den sportlichen Aktivitäten darauf achten, dass es sich nicht um irgendeine Form von Leistungssport handelt und der Patient dadurch noch mehr unter Druck gerät. Der Bewegungsdrang muss ebenfalls bei der Auswahl des Arbeitsplatzes bzw. des Berufs berücksichtigt werden. Der *Arbeitsplatz* sollte so gestaltet sein bzw. werden, dass Bewegung möglich ist. Zumindest muss der Patient die Möglichkeit haben, regelmäßig Pausen einzulegen. Darüber hinaus werden im Rahmen der Therapie weitere Strategien in Umgang mit der Hyperaktivität erarbeitet. Für viele Patienten sind Situationen in der Arbeitswelt schwierig, die kein Aufstehen erlauben (wie z. B. Sitzungen). In einer solchen Situation kann das Mitschreiben, Zeichnen oder Kritzeln auf einem Block dabei helfen, einen Teil des Bewegungsdranges loszuwerden.

**Wichtig:**

Bewegungsdrang berücksichtigen! Daher gilt:
- Aktive Freizeitgestaltung.
- Berufliche Tätigkeit suchen, die Bewegung erlaubt.

### 3.5.3 Bei Unordnung und Desorganisation

Unordnung und Desorganisation stellen für die meisten ADHS-Betroffenen ein großes Problem dar. Um dieses Problem bearbeiten zu können, ist es notwendig, dass der Patient sich von der Vorstellung verabschiedet, ein perfektes Organisationssystem zu finden. Das Organisationssystem soll nur so gut wie nötig sein. Dies erfordert Mut zur Lücke und eine gewisse Bereitschaft zur Improvisation. Aufräumen ist in aller Regel für alle Menschen mühsam und anstrengend. Chaos entsteht von selbst, Ordnung muss man schaffen. Jeder Mensch kann lernen, Ordnung zu halten und zu organisieren. Eine sorgfältige Planung gehört zu einer guten Organisation dazu. Wie bereits im Kapitel 3.3.1 beschrieben, muss der Patient ein „eindeutiges Ja" zu mehr Ordnung und Organisation formulieren:

- *To-Do-Liste:* Zur Verbesserung der Organisation ist das Führen einer To-Do-Liste in irgendeiner Form notwendig. Es kann sich hier um eine einfache Liste handeln, in die der Patient zu erledigende Aufgaben schriftlich einträgt und nach dem Erledigen wieder abhakt. Es ist sinnvoll, auch positive Aktivitäten in eine solche Liste einzutragen, die einen Anreiz für das Führen der Liste darstellen und so die Motivation für das Einsetzen der To-Do-Liste steigern.

- *Mind Mapping:* Manche Menschen, v. a. diejenigen, die eher visuell orientiert sind, arbeiten lieber mit der Technik des Mind Mappings als mit der To-Do-Liste. Beim Mind Mapping handelt es sich um eine Art Gedankenkarte, die auf ein DIN A4-Blatt aufgemalt wird und einen Zusammenhang zwischen dem Hauptthema (z. B. Tagesplan, Lernen für eine Prüfung, Urlaub planen etc.), mehreren Unterthemen (z. B. für das Hauptthema „Tagesplan" Küche putzen) und naheliegenden Handlungsschritten (z. B. Reinigungsmittel für die Küche besorgen) herstellt.
- *Lernen Prioritäten zu setzen:* Das Setzen von Prioritäten fällt den meisten Menschen mit einer ADHS schwer, da Schwierigkeiten mit dem Arbeitsgedächtnis und den Exekutivfunktionen vorhanden sind. Mit Exekutivfunktionen sind die mentalen Funktionen gemeint, mit denen Menschen ihr Verhalten unter Berücksichtigung der Anforderungen ihrer Umwelt steuern. Aus diesem Grund muss der ADHS-Patient das Setzen von Prioritäten meist gut einüben. Hier geht es darum, zu lernen, eine Aufgabe danach zu analysieren, wie dringend und wichtig sie für das Erreichen eines bestimmten Zieles ist. Die Prioritätenliste sollte in A-Aufgaben mit größter Dringlichkeit und Wichtigkeit, in B-Aufgaben, die weniger dringlich sind sowie in C-Aufgaben mit geringster Wichtigkeit, die irgendwann einmal erledigt werden können, aufgeteilt werden. C-Aufgaben üben häufig einen größeren Anreiz als die A-Aufgaben auf Menschen mit einer ADHS aus. Aus diesem Grund sollte der Patient sich darin üben, nach dem Prioritätensetzen sich sofort den A-Aufgaben zuzuwenden. Wenn eine Aufgabe erledigt ist, sollte eine Belohnung folgen. So wird das Beenden einer Aufgabe mit etwas Angenehmem gekoppelt. Eine Belohnung kann etwas Alltägliches sein, wie z. B. eine Tasse Kaffee trinken. Die Arbeit mit der Prioritätenliste ist nur dann erfolgreich, wenn diese täglich hervorgeholt und erneuert wird.

Arbeitsblatt 4 im Anhang (S. 92) liefert eine Vorlage für eine solche Prioritätenliste.

- *Salamitaktik:* Die „Salamitaktik" bedeutet, dass eine umfangreiche Aufgabe in einzelne Teilaufgaben zerlegt wird. Menschen mit einer ADHS wünschen sich in aller Regel ein schnelles Ergebnis einer Aufgabe. Mithilfe der „Salamitaktik“ können Aufgaben, die als überwältigend erscheinen, in kleineren Schritten erledigt werden. Dies verschafft dem Patienten ein Gefühl von Machbarkeit auch bei umfangreichen Aufgaben. Nach dem Beenden jeder Teilaufgabe sind ein Ergebnis und ein Erfolgserlebnis da.

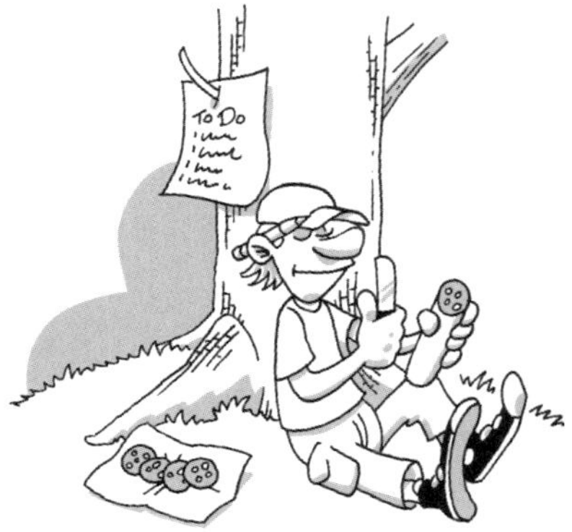


- *Zeitplanbuch:* Ein Zeitplanbuch – sei es in Papierform oder elektronischer Form – ist für jeden ADHS-Patienten notwendig. Jeder kann sich die Version aussuchen, die ihm am ehesten machbar erscheint. Dieses Zeitplanbuch sollte der Patient immer bei sich führen, es ersetzt sämtliche Zettel. Alle mündlichen oder schriftlichen Mitteilungen, sowohl vom Anrufbeantworter als auch eine SMS, müssen sofort in dieses Zeitplanbuch übertragen werden. Sonst drohen solche Nachrichten mit hoher Wahrscheinlichkeit in Vergessenheit zu geraten. Sinnvoll ist es, wenn dieses Buch ebenfalls eine Liste enthält, auf die alle zu erledigenden Dinge eingetragen werden können. Auch hier gilt: Nicht ein perfektes System entwickeln, sondern überhaupt ein System einrichten.
- *Ablage für Post und andere Unterlagen:* Ein Ablagesystem für die Post ist ebenfalls notwendig. Hier hat es sich als hilfreich erwiesen, ein sogenanntes Triage-Center für die eingehende Post zu erstellen, z. B. eine einfache Pappbox. In dieser Pappbox wird zunächst sämtliche eingehende Post bis zur Bearbeitung aufbewahrt. Der Patient muss den Bearbeitungsort der Ablage festlegen und notwendige Bedarfsgegenstände an diesem Ort deponieren, wie z. B. Stifte und Papier. Auch der Zeitpunkt für das Erledigen der Ablage muss festgelegt werden (z. B. einen festen Nachmittag pro Woche). Damit der Beginn der Erledigung der Ablage nicht hinausgezögert wird, ist es hilfreich, den Impuls „Ich will nicht“ zunächst fünf Minuten zu überlisten. Das heißt, mit der Haltung „Ich bleibe fünf Minuten dran und kann

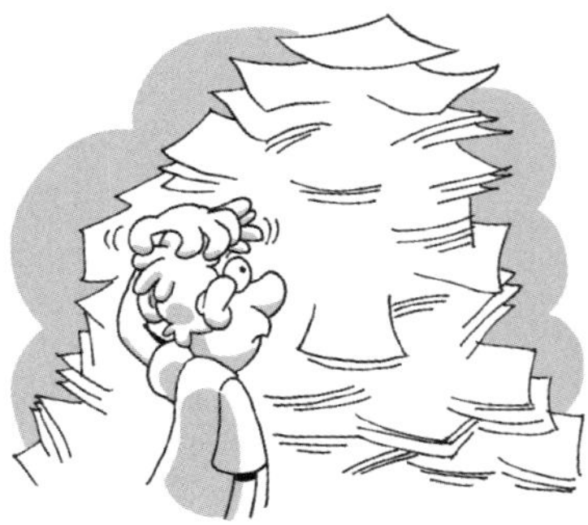

anschließend immer noch aufhören" zunächst einmal zu beginnen und diese fünf Minuten zu arbeiten. Wenn dies gar nicht möglich ist, darf der Patient die Arbeit unterbrechen und einen günstigeren Zeitpunkt für die Erledigung der Ablage suchen.
Neben dem Ablagesystem für die Post muss auch ein Ablagesystem für andere Unterlagen vorhanden sein. Der Patient muss den Ort festlegen, an dem die Unterlagen aufbewahrt werden sollen. Büromaterial muss komplettiert und beispielsweise Ordner und Register angeschafft werden. Haupt- und Unterkategorien der jeweiligen Unterlagen, wie z.B. Versicherungen mit den Unterkategorien Krankenversicherung, Rentenversicherung, Lebensversicherungen etc., müssen festgelegt werden. Auch hier muss ein Zeitpunkt zum wöchentlichen Abarbeiten der Ablage festgelegt werden.
- *Verlegen von Dingen:* Patienten, die häufig Dinge verlegen, werden instruiert, eine Liste mit diesen Dingen zu erstellen und anschließend für diese Dinge, wie z. B. Schlüssel, Brille, Geldbörse etc., einen festen Platz in der Wohnung und am Arbeitsplatz einzurichten.

**Wichtig:**

- Akzeptanz, dass Ordnung nicht von selbst entsteht, sondern geschaffen werden muss.
- Jeder Mensch kann lernen, Ordnung zu schaffen.
- Einen Überblick über zu erledigende Dinge haben (To-Do-Listen, Mind Mapping etc.).
- Lernen, Prioritäten zu setzen.
- Salamitaktik bei als überwältigend erscheinenden Aufgaben („Salamitaktik" = eine Salami wird Scheibe für Scheibe gegessen und nicht die ganze Salami auf einmal).
- Zeitplanbuch.
- Ein Ablagesystem für die Post und Unterlagen ist notwendig.

### 3.5.4 Bei Impulsivität und bei Schwierigkeiten, Gefühle zu kontrollieren

Das Ziel in der Behandlung der Impulsivität ist, die Hitze aus der Situation herauszunehmen und herauszufinden, was die „Zündschnur" des Patienten länger macht. Dem Patienten fehlt es nicht generell an einem Verständnis für adäquates oder zielstrebiges Verhalten, er ist auch dazu fähig, zu erkennen, dass eine Lösung günstiger als eine andere sein könnte, er denkt allerdings in dem Moment nicht an die Zukunft und reflektiert nicht die Konsequenzen. Es erscheint so, als ob eine innere Bremse fehlen würde.

**Beispiel**

Beispielsweise weiß der Patient, dass es nicht günstig ist, seinen Chef anzuschreien, auch wenn er ihm eine langweilige Aufgabe gibt. Trotzdem kann er in dem Moment seinen Frust nicht zurückhalten.

Auch Probleme mit den Exekutivfunktionen, d. h. mit den mentalen Funktionen, mit denen Menschen ihr Verhalten unter Berücksichtigung der Anforderungen ihrer Umwelt steuern, spielen eine Rolle bei der Impulskontrolle. Unter Zeitdruck reagieren die meisten ADHS-Patienten impulsiver. Wenn mehr Zeit für das Treffen einer Entscheidung vorhanden ist, werden weniger impulsive Entscheidungen getroffen. Daraus ergibt sich die Notwendigkeit eines guten Zeitmanagements, damit Zeitdruck möglichst vermieden werden kann. Wenn Zeitdruck aufkommt, gilt es für den Patienten nicht den Kopf zu verlieren, sondern zu stoppen und nachzudenken.

Auch der Wunsch nach einer unmittelbaren Bedürfnisbefriedigung scheint an der Impulsivität beteiligt zu sein. Viele von ADHS Betroffene haben Schwierigkeiten, eine Belohnung hinauszuzögern. Häufig wird eine kurzfristige weniger wertvolle Belohnung vor einer langfristig wertvolleren bevorzugt.

**Beispiel**

Auch wenn der Patient weiß, dass er sich am Abend besser auf das bevorstehende Examen vorbereiten sollte, als wegzugehen, lehnt er das Angebot eines Freundes mit ihm ins Kino zu gehen, nicht ab.

Aus diesem Wunsch nach einer unmittelbaren Bedürfnisbefriedigung ergibt sich die Notwendigkeit, Teilziele einer Aufgabe zu definieren, damit der erfolgreiche Abschluss einer Aufgabe schneller möglich ist und das Ziel schneller erreicht wird.

Im Folgenden werden *hilfreiche Strategien für den Umgang mit der Impulsivität* beschrieben, die im Rahmen der Psychotherapie mit dem Patienten erarbeitet werden. Die Impulsivität wird von allen Patienten als etwas sehr Emotionales und nicht Kontrollierbares erlebt. Auch wenn Impulsivität ein sehr emotionales Verhalten ist, haben wir keine „gefühlsbetonte" Methode zur Verfügung, um impulsives Verhalten ausreichend zu reduzieren. Der Patient kann aber durch stetes Üben einen anderen Umgang mit solchen Situationen erlernen und so seine Impulsivität in den Griff bekommen:

- *Selbstbeobachtung und -regulation sowie Selbstinstruktionstraining:* Selbstbeobachtung und -regulation ist ein wichtiger Bestandteil der Therapie. Der Patient muss eigene „hitzige" Situationen kennen, erkennen und lernen, eine Pause einzulegen und nachzudenken, bevor er handelt. Dies erscheint dem Patienten zunächst schwierig, kann aber gut eingeübt werden und mit der Zeit eine Selbstverständlichkeit im Verhaltensablauf werden. Im ersten Schritt geht es um *die Identifikation des Problems*. Hierzu wird der Patient angeleitet, sich selbst zu beobachten, um herauszufinden, in welchen Situationen er dazu neigt, impulsiv zu reagieren. Nach der Identifikation des Problemverhaltens wird dieses genau beschrieben. Dabei ist besonders wichtig, die frühen Warnsignale (vgl. Kapitel 3.3.4) zu erkennen und ernst zu nehmen, wie z. B. Anspannung im Körper, Zittern, Dinge sagen, die nicht stimmen, bestimmte Situationsmerkmale usw. An diesem frühen Punkt in der Kette der Auslöser kann der Patient eine bewusste Entscheidung für ein anderes Verhalten (z. B. sich beruhigen und nicht impulsiv reagieren) treffen. Eine erwachsene Person hat die Möglichkeit, das eigene Handeln zu steuern. In einem weiteren Schritt trainiert der Patient sich darin, sich in schwierigen Situationen selbst zu instruieren (Selbstinstruktionstraining). Er lernt die Situation aus einer anderen Perspektive zu betrachten und neue Lösungen für das Problem zu finden. Zusätzlich hilfreich für den Patienten ist die bewusste Überlegung der kurz- und langfristigen Konsequenzen verschiedener Verhaltensweisen, bevor er sich für eine entscheidet. Dadurch wird Distanz zu der problematischen Situation aufgebaut und die Impulsivität automatisch reduziert.
- *Der Dialog mit sich selbst:* Als weitere Strategie hat sich der Dialog mit sich selbst als hilfreich erwiesen. Die Unterbrechung eines automatischen nicht hilfreichen Prozesses kann mit Ankerwörtern wie „Stopp", „Moment", „Nachdenken vor dem Aussprechen", „Bleib ruhig" etc. oder anhand von Ruhebildern (z. B. sich das Meer vorstellen) geschehen. Nach der Unterbrechung des impulsiven Prozesses, lernt der Patient, einen

Schritt zurückzugehen und die Situation neu zu beurteilen. Er stellt sich Fragen wie „Gibt es eine andere Sichtweise der Situation?“ oder „Wie würde jemand anders die Situation beurteilen?“. Da ein solcher Dialog mit sich selbst nicht auf Anhieb in einer hochemotionalen Situation gelingt, muss dieses Reaktionsmuster in alltäglichen, nicht zu stressigen Situationen eingeübt werden.

- *Brief an sich selbst:* Auch einen Brief an sich selbst zu schreiben, kann hilfreich sein. Hier schreibt der Patient im Voraus für eine schwierige Situation, die mit impulsivem Verhalten einhergehen könnte, einen Brief an sich selbst. In diesem Brief werden die kurz- und langfristigen Vor- und Nachteile eines impulsiven Verhaltens dargestellt und der Patient ermuntert sich selbst dazu, einen neuen Weg einzuschlagen.
- *Doublechecks durchführen:* Verwandt mit der Selbstinstruktionstechnik sind die sogenannten Doublechecks. Wie der Name schon sagt, wird eine angedachte Lösung nochmals überprüft. Dabei überzeugt sich der Patient, ob dieser angedachte Weg auch tatsächlich den günstigsten Weg darstellt. Hilfreiche Fragen können sein: „Was würde passieren, wenn ich es tue bzw. was würde passieren, wenn ich es nicht tue?“ und „Was sind die längerfristigen Konsequenzen?“.
- *Hinweiskärtchen:* Unterstützend bei diesen verschiedenen Formen des Selbstinstruktionstrainings können mitgeführte Hinweiskärtchen mit einem Handlungsplan sein. So kann ein Kärtchen z. B. dazu instruieren, die Situation für fünf Minuten zu verlassen und anschließend erneut in die Situation reinzugehen und zu überprüfen, ob eine Handlung immer noch die bevorzugte Lösung ist.
- *Gefühle wahrnehmen und Raum geben:* Generell ist zu beachten, dass ADHS-Betroffene größere Schwierigkeiten mit der Gefühlsregulation als andere haben, da sie reizempfindlicher und ihre Gefühlsreaktionen häufig überschießend sind. Dies führt dazu, dass sie sich schnell angegriffen fühlen. Dem Patienten wird vermittelt, dass Gefühle wie Wellen sind, die kommen, aber auch wieder gehen. Wenn ein Gefühl wahrgenommen wird und Raum bekommt, verändert sich das Gefühl automatisch. Es bleibt nicht dauerhaft maximal stark ausgeprägt. Einem Gefühl Raum zu geben, bedeutet nicht, das Gefühl impulsiv auszuagieren, sondern adäquat damit umzugehen.

In der Tabelle 5 sind die beschriebenen Strategien nochmals zusammengefasst.

**Tabelle 5:** Hilfreiche Strategie zur Verringerung der Impulsivität

| Strategie | Beispiele |
|---|---|
| 1. Einen nicht hilfreichen Prozess unterbrechen durch:<br>– Ankerwörter<br>– Ruhebilder | <br><br>– „Stopp“, „Bleib ruhig“<br>– Sich das Meer vorstellen. |
| 2. Situation neu beurteilen/ neue Lösung finden:<br>– Sich Fragen stellen.<br>– Dialog mit mir selbst führen.<br>– Einen Brief an sich selbst schreiben. | <br><br>– „Gibt es eine andere Sichtweise der Situation?“<br>– Stoppen, Schritt zurück und Situation neu beurteilen.<br>– Kurzfristige und langfristige Folgen impulsiven Verhaltens schriftlich festhalten. |
| 3. Lösung überprüfen<br>– Doublechecks durchführen.<br>– Sich kurz- und langfristige Konsequenzen vor Augen führen.<br>– Hinweiskärtchen mit einem Handlungsplan erstellen. | <br>– Angedachte Lösung nochmals überprüfen. |
| 4. Gefühle wahrnehmen und Raum geben. | – Verletztsein mitteilen. |

**Wichtig:**

- An langfristige Konsequenzen des Verhaltens denken.
- Zeitdruck vermeiden.
- Pausen einlegen und Lösungen überdenken.
- Teilziele statt ein „großes“ Ziel formulieren.
- Selbstbeobachtung einleiten, Frühwarnzeichen erkennen.
- Hilfreiche Strategien bewusst und möglichst häufig einsetzen (z. B.: kognitive Strategien wie Fragen stellen, Doublechecks und Hinweiskärtchen).
- Akzeptanz, dass Gefühle da sind und diese wie Wellen kommen und auch wieder gehen.

### 3.5.5 Bei Aufschieben

Praktisch alle Tätigkeiten, wie z. B. alltägliche Aufgaben, neue Arbeiten, Telefonate, Arztbesuche, Bewerbungen erstellen, Ordnen von Unterlagen usw. können hinausgezögert und aufgeschoben werden. Bei der Bearbeitung dieses Problems geht es zunächst darum, die möglichen *Gründe für das Hinauszögern* zu identifizieren.

Am häufigsten werden von Patienten die folgenden *Gründe* für das Aufschieben genannt:
- Angst vor schlechter Bewertung,
- Angst zu versagen,
- Angst vor Kritik,
- Scheu vor längerfristigen Anstrengungen und gefühlte Überforderung angesichts der Bewältigung einer komplexen Aufgabe.

Häufig wird aber auch genannt, dass nur unter einem großen zeitlichen Druck gearbeitet werden kann und deshalb aufgeschoben wird, bis der Druck stark genug ist. Generell gilt, dass das Arbeiten unter Hochdruck mit Stress einhergeht. Die Fertigstellung einer Arbeit in letzter Minute geht mit einer anschließenden starken Entlastung für einen kurzen Moment einher. Diese meist als sehr angenehm erlebte Entlastung ist ein Grund für die Hartnäckigkeit des Problems „Aufschieben". Falls bisher auch keine negativen Konsequenzen durch das Aufschieben aufgetreten sind und z. B. Fristen für die Abgabe von Arbeiten eingehalten werden konnten, ist die tatsächliche Motivation für eine Verhaltensänderung eher gering. Die regelmäßige Beschäftigung mit einer Tätigkeit geht mit weniger Stress einher. Allerdings ist die Entlastung nach Abschluss der Arbeit sehr viel geringer, als wenn eine Arbeit unter Hochdruck fertiggestellt wird. Diese Vorstellung ist für einige Patienten letztendlich weniger reizvoll als das Arbeiten unter Hochdruck mit anschließender starker Entlastung. Daher ist es unbedingt notwendig, dass der Patient bei jeder Tätigkeit, die er in Angriff nehmen möchte, genau überprüft, ob er diese Tätigkeit tatsächlich auch erledigen möchte (v. a. auch zu diesem Zeitpunkt). Wenn die Priorität nicht hoch genug ist (mindestens 70 bis 80 % Bereitschaft, die Aufgabe in kleinen Schritten in Angriff zu nehmen), wird auch kein noch so ausgeklügelter Zeitplan dabei helfen, die Aufgabe zu Ende zu bringen. Zur Entscheidungsfindung wird der Patient auch dazu angeleitet, die kurz- und langfristigen, positiven und negativen Konsequenzen der Erledigung bzw. Nichterledigung der Tätigkeit aufzuschreiben. Wenn die Konsequenzen des Aufschiebens nicht deutlich negativ für den Patienten sind, ist davon auszugehen, dass das Problem noch nicht dringend genug ist, um in Angriff genommen zu werden.

Mit Hilfe des Arbeitsblattes 5 (vgl. Anhang, S. 93) können die Pros und Contras für das Aufschieben einer Aufgabe (z. B. Steuererklärung fertigstellen) beurteilt werden.

Wenn der Patient eine deutliche Entscheidung für die Erledigung einer Aufgabe getroffen hat, können Strategien aus dem Bereich Organisation eingesetzt werden. Zunächst wird ein Handlungsplan aufgestellt und die einzelnen Schritte werden genau definiert. Die einzelnen Schritte dürfen nicht zu groß sein und sollten realisierbar sein. Auch sollte die persönliche Aufmerksamkeitsspanne für die Tätigkeit berücksichtigt werden. In aller Regel ist der Anfang am schwierigsten. Hier ist es hilfreich, eine genaue Uhrzeit festzulegen und auch zu dieser festgelegten Zeit mit der Arbeit zu beginnen. Gedanken wie „Ach, ich fange eine Viertelstunde später an" oder „Ich trinke noch einen Kaffee" müssen unterbunden werden. Der Patient darf sich nicht von dem Gedanken „Ich muss ganz viel Zeit haben, sonst lohnt es sich nicht anzufangen" betrügen lassen. Auch wenn weniger Zeit zur Verfügung steht, können kleine Teilaufgaben bewältigt werden. Auch muss nicht von Anfang bis Ende stringent durchgearbeitet werden. Es besteht auch die Möglichkeit, mit einer Teilaufgabe zu beginnen, die einem in dem Moment am ehesten machbar erscheint. Auch für die Vorbereitung sollte Zeit eingeplant werden. Häufig sind notwendige Unterlagen verstreut oder nicht sofort auffindbar (z. B. in einer Kiste im Keller), der Schreibtisch überladen oder der Arbeitsplatz nicht aufgeräumt.

**Wichtig:**

- Sich vom Mythos „Ich kann nur unter Zeitdruck arbeiten" verabschieden.
- Hohe Zustimmung, die Aufgabe zum angegebenen Zeitpunkt zu beginnen.
- Sich kurz- und langfristige Konsequenzen des Aufschiebens vor Augen führen.
- Handlungsplan, realistische Ziele und unterstützende Gedanken erarbeiten.

- Zum festgelegten Zeitpunkt mit der Erledigung der Aufgabe beginnen (nicht noch erst einen Kaffee trinken oder eine Zigarette rauchen).

### 3.5.6 Bei Schwierigkeiten in der Partnerschaft

Partner von ADHS-Betroffenen klagen in einer längerfristigen Beziehung häufig darüber, dass der andere schlecht zuhören kann, unzuverlässig ist und überbeschäftigt erscheint, obwohl nichts klappt. Zu Beginn der Partnerschaft erscheinen die Impulsivität und Rastlosigkeit und eventuelle Begeisterung für Hochrisikosportarten sehr reizvoll, da sie viel Lebendigkeit in die Partnerschaft bringen. Diese Verhaltensweisen können aber mit der Zeit belastend für die Partnerschaft werden.

In der Regel ist es sinnvoll, den Partner in die Behandlung mit einzubeziehen. Das Ziel der Paargespräche ist Informationsvermittlung über die ADHS im Erwachsenenalter und nicht primär irgendeine Form von Kommunikationstraining, das üblicherweise in der Paarberatung angeboten wird. Der Partner muss nachvollziehen können, dass ein neurobiologischer Hintergrund für die ADHS vorhanden ist, die Problematik seit der Kindheit besteht und deshalb eine Veränderung Zeit braucht. Der nicht betroffene Partner muss verstehen, dass Vorwürfe nicht hilfreich sind. Der von ADHS Betroffene darf hingegen seine ADHS nicht als Entschuldigung für seine Probleme heranziehen. Die Anstrengungen der betroffenen Person müssen für den Partner erkennbar sein. Gleichzeitig muss der Partner die Anstrengung und die Fortschritte wahrnehmen und honorieren. Wichtig ist, dass beide Partner als Team zusammenarbeiten und sich ergänzen. Wenn die Spontaneität und Lebendigkeit des von ADHS-Betroffenen durch die Strukturiertheit des Partners ergänzt wird, können diese Partnerschaften sehr gut gelingen. Problematisch sind häufig Partnerschaften, in denen beide Partner von ADHS betroffen sind. Zwei Betroffene fühlen sich zu Anfang sehr zueinander hingezogen, mit der Zeit zeigen sich doch meist große Schwierigkeiten im Zusammenleben. Aber auch eine solche Partnerschaft kann gelingen, tägliches Üben gehört allerdings auch hier dazu.

**Wichtig:**

- Keine Vorwürfe, wenn etwas auf Anhieb nicht gelingt.
- ADHS ist keine Entschuldigung für Schwierigkeiten.
- Anstrengung und Toleranz auf beiden Seiten notwendig.
- Beide Partner sollen als Team zusammenarbeiten und sich ergänzen.

## 3.5.7 Fallbeispiel

„Zum ersten Mal in meinem Leben hatte ich jemanden an meiner Seite, der daran glaubte, dass ich es schaffe, etwas zu verändern. Aber ich habe auch gelernt, dass ich selbst aktiv werden muss und meine Probleme anpacken muss. Und dass ich es dann auch geschafft habe, Einiges zu verändern."

*Zitat von Frau B. am Ende ihrer Behandlung*

Das folgende Fallbeispiel soll die typische Problematik einer Patientin mit ADHS im Erwachsenenalter und die Behandlung illustrieren.

### Wie kam es zur Anmeldung an die Spezialsprechstunde?

Frau B., 28 Jahre alt, wendet sich an die Spezialsprechstunde für ADHS einer Universitätsklinik, nachdem ihr Hausarzt ihr diese Abklärung empfohlen hatte. Bereits zwei Jahren zuvor sei sie bei einem Psychiater in Behandlung gewesen, der nach einer kurzen mündlichen Exploration die Diagnose einer ADHS im Erwachsenenalter gestellt habe. Die Patientin möchte sich jetzt gründlich abklären lassen, um so die Diagnose „schwarz auf weiß" zu haben. Bei ihrem älteren Bruder sei ADHS bereits diagnostiziert worden.

### Was sind ihre Probleme und Beschwerden?

Ihre Hauptprobleme/Beschwerden seien, dass sie vergesslich sei, Konzentrationsschwierigkeiten habe, sehr zappelig, innerlich unruhig und nervös sei. Zudem könne sie Arbeiten nicht priorisieren, sei aufbrausend und habe Schwierigkeiten mit Autoritäten. Des Weiteren treffe sie vorschnelle Entscheidungen, zeige unbeständige Arbeitsleistungen, habe ein schlechtes Zeitgefühl und zögere zu erledigende Aufgaben heraus. Sie habe teilweise sogenannte „Blitzideen", in denen sie dann unüberlegte Entscheidungen treffe, wie z. B. sich Hasen anzuschaffen. Auch leide sie unter einem geringen Selbstwertgefühl, neige zu Tagträumereien und könne ihre eigenen Möglichkeiten nicht ausreichend ausschöpfen. Sie rauche seit dem Jugendalter ein Päckchen Zigaretten pro Tag. Cannabis rauche sie auch immer wieder (ca. 2 Joints/Woche), da sie sich dadurch ruhiger fühle. Alkohol trinke sie eher selten. Andere Drogen habe sie nie dauerhaft konsumiert.

## Welche Schwierigkeiten gab es früher und wie ging es bis heute weiter?

Schon als Kind habe sie mit der Aufmerksamkeit und Konzentration Mühe gehabt, sei schnell ablenkbar und zappelig gewesen. Ihre Mutter hätte sich häufig beklagt, dass sie ein schwieriges Kind sei.

## Wie war der Umgang mit anderen Kindern?

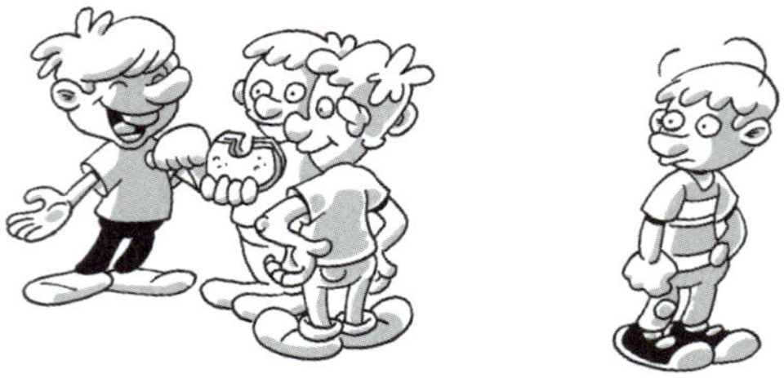

Probleme mit anderen Kindern habe es immer wieder gegeben. Sie sei eher eine Einzelgängerin gewesen, da sie beim Spielen mit anderen Kindern schnell aggressiv geworden sei. Sie sei häufig ausgeschlossen worden und beispielsweise nie zu Kindergeburtstagen eingeladen worden. Das sei immer ganz schlimm für sie gewesen.

## Wie sah ihre Schulzeit aus?

Die Patientin habe die Hauptschule nach elf Schuljahren abgeschlossen. Sie habe die 3. und die 8. Klasse wiederholen müssen, da ihr das Lesen sehr schwergefallen sei. Während der gesamten Schulzeit habe es disziplinarische und Verhaltensprobleme gegeben, weil sie sehr aufbrausend gewesen sei und auch mal ihre Lehrer zum Weinen gebracht habe. Sie habe die Meinung der Lehrer nicht akzeptieren können und viel nachsitzen müssen, weil sie sich nicht an die Regeln gehalten habe. Die Lehrer hätten ihr häufig gesagt, dass sie eigentlich besser sein könnte, wenn sie sich mehr anstrengen würde und nicht so faul wäre. Sie habe im Unterricht alles in Frage gestellt und so die Lehrer genervt. Sie sei Klassenclown und Unruhestifterin gewesen. Sie sei häufig von Mitschülern provoziert worden, weil diese gewusst hätten, dass sie augenblicklich aggressiv reagieren würde. Die Hausaufgaben hätten ihr Schwierigkeiten bereitet, sie habe sie meist nur zur Hälfte gemacht, außer es habe sie wirklich interessiert. Dies sei auch immer wieder in ihren Zeugnissen in den Verbalbeurteilungen beschrieben worden.

Die Lehrer hätten gewollt, dass sie eine ADHS-Abklärung machen lasse, dies sei aber von ihren Eltern abgelehnt worden, da sie nicht gewollt hätten, dass sie eventuell mit Ritalin® behandelt werden würde.

## Wie ging es nach der Schule weiter?

Frau B. ist seit 6 Monaten halbtags in einem Kaufhaus angestellt. Zwei Monate nach Beginn der ersten Lehre als Altenpflegerin sei ihr aufgrund von wiederholtem, unpünktlichem Erscheinen bei der Arbeit und unzuverlässigem Arbeitsstil gekündigt worden. Auch die zweite Lehre als Malerin habe sie nach sechs Monaten wegen mangelndem Interesse und Konflikten im Team abgebrochen. Anschließend habe sie als Kindermädchen gearbeitet. Diese Stelle habe sie ein ganzes Jahr innegehabt, dies sei bisher die längste Zeit, in der sie eine Arbeitsstelle behalten habe. Anschließend habe sie immer wieder neue meist kurze Teilzeitstellen gefunden. An fast allen Arbeitsstellen habe sie nach wenigen Wochen das Interesse verloren, sei gelangweilt und unmotiviert gewesen. Zudem könne sie nicht arbeiten, wenn sie mit einem Vorgesetzten nicht auskomme. Auch habe sie immer wieder Mühe gehabt, sich auf die Arbeit zu konzentrieren.

## Was macht ihr darüber hinaus noch zu schaffen?

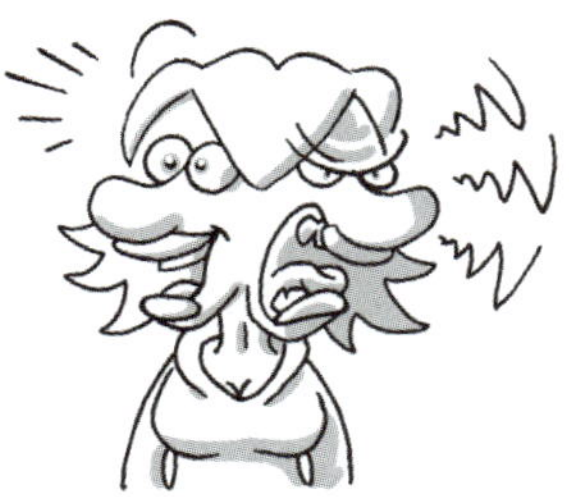

Frau B.'s Stimmungslage ist sehr wechselhaft. Ihre Stimmungslage kann ganz abrupt und unvorhersehbar wechseln.

Freundschaften zu pflegen falle ihr schwer, auch wenn sie leicht Freundschaften schließe. Telefonieren oder auch Verabredungen zu treffen seien nicht ihre Sache. Wenn eine Freundin oder ein Freund weggezogen sei, könne sie den Kontakt nicht halten („Aus den Augen, aus dem Sinn"). Immer wieder habe es in ihren Beziehungen zu

Freunden Schwierigkeiten gegeben, da sie sehr aufbrausend reagiere und dadurch auch andere beleidigt habe. Dabei hätte sie Sachen gesagt, die sie im Nachhinein bereut habe, „ihr Mund sei schneller als ihr Kopf."

Ihren Führerschein habe sie im dritten Anlauf geschafft. Bei der ersten Fahrprüfung sei sie durchgefallen, da sie mit angezogener Handbremse losgefahren sei. Auch habe sie mehrere Unfälle gehabt.

## Wie sah die Behandlung aus?

In einer umfassenden Abklärung (vgl. Kapitel 1.2) wurde bei Frau B. eine ADHS im Erwachsenenalter festgestellt. Die Patientin war erleichtert über die Diagnose, da so endlich ihre vielfältigen Schwierigkeiten seit der Kindheit einen Namen erhalten hatten.

Sie wurde umfassend über die Behandlung (auch über die medikamentösen Behandlungsmöglichkeiten) informiert und wurde ermuntert, sich die notwendige Zeit für die Entscheidung für oder gegen eine medikamentöse Behandlung zu nehmen. Sie entschied sich für die Einnahme von Methylphenidat (Ritalin®) und war nach ca. vier Wochen stabil mit Ritalin® eingestellt. Sie bemerkte, dass sie sich besser konzentrieren und bewusster das Geschehen um sie herum wahrnehmen konnte. So berichtete sie, dass sie morgens im Auto auf dem Weg zur Arbeit jetzt die Musik, die im Radio läuft, bewusst wahrnehme. Trotz der verbesserten Aufmerksamkeit und Konzentration, waren eine Reihe von Schwierigkeiten weiterhin da, die sie psychotherapeutisch angehen wollte (v. a. Prioritäten setzen, Dinge schneller anpacken und nicht aufschieben und ihre Impulsivität in den Griff bekommen).

## Was waren die Schwerpunkte der Psychotherapie?

Gemeinsam mit der Therapeutin wurden wöchentliche Sitzungen à 60 Minuten, zunächst für eine Dauer von ca. drei bis vier Monaten vereinbart. Dabei erläuterte die Therapeutin ihr transparent die Vorgehensweise, nämlich, dass jede Sitzung ein bestimmtes Thema zum Inhalt habe und ihre aktuelle Situation konkret anhand von diesen Inhaltsblöcken bearbeitet werde. Frau B. war über diese strukturierte Vorgehensweise sehr erleichtert, da sie von sich kenne, dass sie sich häufig „verzettele" und vom Wesentlichen abkomme.

## Die erste Zeit in der Therapie

In der ersten Sitzung stellte die *Psychoedukation* über das Störungsbild, d. h. die Information über ADHS im Erwachsenenalter, einen wichtigen Schwerpunkt dar. Hier wurde vor allem mit der Patientin besprochen, dass es sich bei der ADHS im Erwachsenenalter um eine *neurobiologische Erkrankung* handelt. Zudem wurde Frau B. auch anhand der Erkrankung des Bruders aufgezeigt, dass es oft zu einer familiären Häufung von ADHS kommt. Frau B. war sehr erleichtert, zu erfahren, dass ihre Schwierigkeiten und ihre ADHS nichts mit Dummheit oder Faulheit zu tun haben, was sie häufig in der Schulzeit zu hören bekommen hatte.

Auch wurde betont, dass – obwohl es sich um eine neurobiologische Erkrankung handelt – diese sehr gut *durch die aktive Arbeit an den eigenen Gedanken und Verhaltensweisen beeinflusst werden kann.* Mit der Patientin wurde ein persönliches Modell zur Entstehung und Aufrechterhaltung ihrer Problematik im Rahmen ihres ADHS ausgearbeitet. Vor allem entlastete es Frau B. festzustellen, dass sie durch ihre ADHS-bedingten Schwierigkeiten, wie z. B. schnelle Erregbarkeit und Impulsivität, größere Schwierigkeiten hat als die meisten anderen Menschen mit Druck umzugehen. Durch die *häufigen Misserfolgssituationen* entstanden negative Gedanken über sie selbst und die Welt, wie z. B. „Ich bin eine Versagerin" oder „Ich schaffe es nicht". Da Frau B. sehr schnell dazu neigte, sich zu verzetteln und vom Thema abzukommen, vereinbarte die Therapeutin mit Frau B. in der zweiten Sitzung ihre persönlichen Therapieziele. Da sie eine deutliche Verbesserung ihrer Konzentration durch Ritalin® feststellte, wollte sie jetzt vor allem lernen, Prioritäten zu setzen und gelassener reagieren zu können (d. h. weniger impulsiv zu reagieren). Auch möchte sie lernen, Dinge schneller in Angriff zu nehmen und weniger aufzuschieben. Frau B. stellte fest, dass sie im Alltag kaum Bewegung hatte und sehr unter ihrer inneren Unruhe und Anspannung litt.

Aus diesem Grund wurde als weiteres Therapieziel festgelegt, dass sie wenn immer möglich Bewegung in ihren Alltag einbauen sollte. So nahm sie sich bereits ab der zweiten Sitzung vor, öfters mit dem Fahrrad ins Geschäft zu fahren. Sowohl Ernährung als auch Schlaf waren ausreichend, so dass hier kein Bedarf an einer Veränderung bestand. Als *Ressource* wurde v. a. der Sport gesehen, da sie eine sehr sportliche Jugendliche gewesen sei und immer noch einen guten Zugang zu Sport hatte.

## Inhalte in der Mitte der Therapie

Im nächsten Schritt wurde Frau B. vermittelt, wie sie das eigene *Problemverhalten analysieren und Lösungsmöglichkeiten* finden kann. Als Beispiel für eine solche Verhaltensanalyse wird die Arbeit an ihrem impulsiven Verhalten beschrieben. Durch die genaue Analyse ihrer Impulsivität realisierte sie, dass sie die ersten Hinweise für ein mögliches *impulsives Verhalten* bisher gar nicht ernst genommen hatte. Sie stellte die Notwendigkeit fest, die ersten Anzeichen im Körper (Zusammenziehen der Schultern) ernst zu nehmen und ihr erwünschtes Ziel in dieser Situation sich genau vor Augen zu führen. Als ersten Lösungsansatz versuchte sie, innerlich einen Schritt aus der Situation herauszugehen und so die Situation mit mehr Abstand neu zu beurteilen.

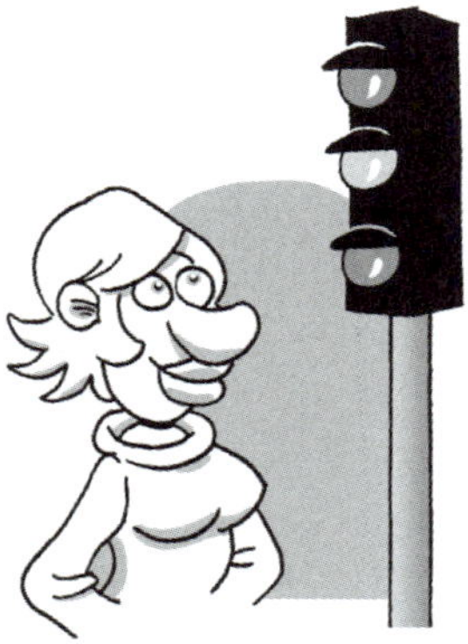

Im *Umgang mit der Impulsivität war die Verhaltensanalyse* (vgl. Kapitel 3.3.4) für die Patientin sehr hilfreich. Vor allem lernte sie, den Übergang vom grünen in den roten Bereich, wo alles zu spät ist und sie z. B. Dinge sagt, die sie später bereut, gut zu erkennen. Die Anzeichen für den gelben Bereich waren v. a. eine höhere Anspannung im Körper und ein beginnendes „Gedankenrasen". Sie gewöhnte sich an, wenn sie in den gelben Bereich hinein kam, innerlich sofort einen Schritt zurückzugehen, um so etwas Distanz zu gewinnen. Auf diese Weise gewann sie Zeit, um eine Entscheidung treffen zu können.

Ebenfalls sehr hilfreich war die genauere *Analyse ihrer Gedanken, Gefühle und Verhaltensweisen*. Sie stellte fest, dass die Bewertung einer Situation einen hohen Einfluss auf ihre Gefühle und auch auf ihr Verhalten in dieser Situation hat. Vor allem die Bewertung „Ich habe keine Lust" beeinflusste sie, wenn sie eine Aufgabe in Angriff nehmen wollte *(Problemverhalten: Aufschieben)*. Beim Aufräumen ihrer Wohnung instruierte sie sich regelmäßig mit „Ich habe keine Lust, ich möchte etwas anderes machen". Das Aufräumen fiel ihr mit *einer neuen hilfreicheren innerlichen Instruktion* „Aufräumen ist zwar keine schöne Aufgabe, aber hinterher ist die Wohnung schöner und dann kann ich anschließend auch etwas Schönes für mich machen" leichter. *Strategien für Planung und Organisation halfen* Frau B. beispielsweise Prioritäten besser setzen zu können. Um dies zu lernen, listete Frau B. alle momentan zu erledigenden Aufgaben auf und gab ihnen anschließend eine Priorität. Sie gewöhnte sich an, jeden Morgen und Abend ihre Prioritätenliste anzuschauen, auch wenn es ihr mitunter schwerfiel und sie dies manchmal vergaß.

Während der gesamten Therapie war es für die Patientin wichtig, dass sie sich immer wieder selbst belohnte, wenn ihr etwas gelang. Bei der Arbeit an ihrem Aufschiebeverhalten wurde ihr deutlich, dass sie eine Aufgabe häufig nicht in Angriff nahm, weil sie Angst hatte, diese nicht zu schaffen. Die Aufgabe erschien ihr wie ein „riesengroßer Berg", bei dem sie nicht wusste, wo und wie beginnen. Eine weitere Strategie, die Frau B. für sich nutzen konnte, war die *„Salamitaktik"* (vgl. Kapitel 3.5.3). Sie lernte dabei, eine große Aufgabe in kleine Teilaufgaben zu zerlegen. Zusätzlich waren *Selbstinstruktionen* mit positiven Gedanken, wie z. B. „Ein Schritt nach dem anderen", für die Patientin hilfreich.

### Das Therapieende

Die Behandlung wurde nach 18 Sitzungen beendet. In der letzten Sitzung war es für die Patientin wichtig, die erlernten Strategien schriftlich für sich festzuhalten und ihre zukünftigen Stolpersteine zu benennen. Dadurch hat sie bei zukünftigen Belastungssituationen etwas in der Hand und kann das Gelernte wieder nachlesen.

# 4 Das Wichtigste in Kürze

Wenn Sie sich in unserem Ratgeber bei der Symptombeschreibung, in den Fallbeispielen oder im Selbstscreening (vgl. Anhang, S. 89) wiedererkennen, möchten wir sie ermuntern, sich Unterstützung zu suchen. Dabei können Sie sich anhand der im Anhang aufgeführten Internetadressen informieren (vgl. S. 86). Voraussetzung für eine hilfreiche Behandlung ist die sorgfältige diagnostische Abklärung, ob bei Ihnen tatsächlich eine ADHS im Erwachsenenalter vorliegt. Nach einer ausführlichen Abklärung und Diagnose einer ADHS im Erwachsenenalter können Sie mit hoher Wahrscheinlichkeit davon ausgehen, dass bei Ihnen eine ADHS tatsächlich vorliegt. Lassen Sie sich nicht durch die Berichterstattung in den Medien über zu häufig gestellte ADHS-Diagnosen verunsichern. ADHS ist keine Modekrankheit der letzten Jahre, sondern eine ernst zu nehmende Erkrankung, die seit langer Zeit in der Literatur beschrieben wird, wenn auch nicht unter der Begrifflichkeit „ADHS im Erwachsenenalter".

Wenn bei Ihnen die Diagnose gestellt wird, können Sie eine wissenschaftlich fundierte medikamentöse und/oder psychotherapeutische Behandlung erhalten. Falls Sie zuerst alleine versuchen wollen, Ihre Situation zu verbessern, können Sie die im Kapitel 3.3 aufgeführten Selbsthilfestrategien ausprobieren. Wenn Sie aber feststellen, dass Sie dabei die Geduld verlieren und keine Verbesserung Ihrer Situation eintritt, empfehlen wir Ihnen, unbedingt Hilfe bei einem Arzt oder Psychologen zu suchen. Sowohl die medikamentöse als auch die psychotherapeutische Behandlung wird inzwischen von der gesetzlichen Krankenkasse übernommen. In den Medien wird immer wieder die zu häufige Verschreibung von Methylphenidat (z. B. Ritalin®) thematisiert. Wir wissen aus zahlreichen wissenschaftlichen Studien und aus unserer klinischen Erfahrung, dass Methylphenidat bei einem Großteil der ADHS-Betroffenen sehr wirkungsvoll ist. Deshalb möchten wir Ihnen nahe legen, eine Medikation auszuprobieren, um selbst eine Entscheidung für oder gegen eine solche Behandlung treffen zu können. Wenn Ihnen die Medikation nicht hilft, können Sie diese jederzeit wieder absetzen. Bei der gesicherten Diagnose einer ADHS besteht die Gefahr einer Abhängigkeit nicht.

**Merke:**

Vergessen Sie nicht, dass Menschen mit ADHS auch über viele Stärken verfügen. Leider drohen diese häufig vor lauter Schwierigkeiten im Alltag, in Vergessenheit zu geraten.

# Anhang

## Zitierte Literatur

Barkley, R. A. (Ed.). (2010). *Attention deficit hyperactivity disorder in adults*. Sudburry, Massachusetts: Jones and Bartlett.

Hartmann, T. (2009). *Eine andere Sicht die Welt zu sehen: Das Aufmerksamkeits-Defizit-Syndrom*. Lübeck: Schmidt-Römschild.

Iversen, L. (2009). *Speed, Ecstacy, Ritalin: Amphetamine – Theorie und Praxis*. Bern: Huber.

Krause J. & Krause, K.-H. (2009). *ADHS im Erwachsenenalter. Die Aufmerksamkeitsdefizit-/Hyperaktivitätsstörung bei Erwachsenen* (3. Auflage). Stuttgart: Schattauer.

Stahl, S. S. & Mignon, L. (2009). *Stahl's illustrated attention deficit hyperactivity disorder*. Cambridge: University Press.

Stieglitz, R.-D, Nyberg, E. & Hofecker-Fallahpour, M. (2012). *ADHS bei Erwachsenen*. Göttingen: Hogrefe.

## Literaturempfehlungen

Zum Thema ADHS im Erwachsenenalter gibt es zwischenzeitlich eine Vielzahl von Broschüren und Büchern. An dieser Stelle sollen nur einige genannt werden, die ergänzend zu diesem Ratgeber empfohlen werden können, wenn weiterer Informationsbedarf besteht. Daher sollen Sie auch kurz kommentiert werden, damit die Auswahl gegebenenfalls leichter fällt:

- Barkley, R. A. (2012). *Das große Handbuch für Erwachsene mit ADHS*. Bern: Huber.
  Umfassende und praxisnahe Zusammenstellung von Strategien zur Bewältigung der mit ADHS verbundenen Symptomatik.
- Claus, D., Aust-Claus, E. & Hammer, P.-M. (2002). *A. D. S. (ADS). Das Erwachsenen-Buch. Aufmerksamkeits-Defizit-Syndrom*. Ratingen: Oberstebrink.
  Neben anschaulicher Darstellung des Krankheitsbildes umfassende Erläuterung von möglichen Selbsthilfestrategien.

- Colla, M., Nitz, C. & Heel, S. (2006). *ADHS im Erwachsenenalter: 100 Fragen – 100 Antworten*. Hamburg: Akademos.
  Wie der Titel nahelegt, eher ein Nachschlagewerk zu bestimmten Fragen, gegliedert nach bestimmten Themenbereichen, hilfreich, wenn man sich schnell orientieren möchte.
- Hallowell, E. M. & Ratey, J. J. (1998). *Zwanghaft zerstreut. ADD die Unfähigkeit, aufmerksam zu sein*. Reinbek: Rowohlt.
  Erster, auf Deutsch verfügbarer Ratgeber. Wurde von zwei Psychiatern geschrieben, die selbst an ADHS leiden, anschauliche Darstellung der Symptomatik.
- Ryffel-Rawak, D. (2003). *Wir fühlen uns anders. Wie betroffene Erwachsene mit ADS/ADHS sich selbst und ihre Partnerschaft erleben*. Bern: Huber.
  Vertiefende Darstellung in Bezug auf spezielle Problembereiche wie Kreativität, Partnerschaft oder Familie.
- Ryffel-Rawak, D. (2004). *ADS bei Erwachsenen* (2. Aufl.). Bern: Huber.
  Einer der ersten originär deutschsprachigen Ratgeber. 22 anschauliche Fallgeschichten, kommentiert durch die Autorin, einer sehr erfahrenen Therapeutin.
- Ryffel-Rawak, D. (2004). *ADHS bei Frauen – den Gefühlen ausgeliefert*. Bern: Huber.
  16 Fallgeschichten von Frauen, ebenfalls differenziert durch die Autorin kommentiert.
- Ryffel-Rawak, D. (2007). *ADHS in der Partnerschaft*. Bern: Huber.
  Anschauliche und differenzierte Darstellung der Symptomatik bezogen auf den wichtigen und häufigen Problembereich Partnerschaft.

## Selbsthilfeorganisationen

### Deutschland

Bundesverband Aufmerksamkeitsstörung/Hyperaktivität e. V.
Postfach 60
91291 Forchheim
Deutschland
Tel.: (+49) 091 91 – 34874
E-Mail: info@bv-ah.de
Web: www.adhs-deutschland.de

JUVEMUS – Vereinigung zur Förderung von Kindern und Erwachsenen mit Teilleistungsschwächen
Obergraben 25
56567 Neuwied
Deutschland
Tel.: (+49) 02631 – 54641
E-Mail: info@juvemus.de
Web: www.juvemus.de

Bundesverband Arbeitskreis Überaktives Kind
Bundesgeschäftsstelle
Postfach 410 724
12117 Berlin
Deutschland
Tel.: (+49) 030 – 85605902
E-Mail: BV-AUEK@t-online.de
Web: www.adhs-deutschland.de

ADS e.V. – Elterninitiative zur Förderung von Kindern mit Aufmerksamkeitsdefizit-Syndrom mit/ohne Hyperaktivität
Postfach 1171
73088 Heiningen
Deutschland
Tel.: (+49) 07161 – 920225
E-Mail: geschaeftsstelle@ads-ev.de

## Schweiz

Elpos Schweiz
Walkeweg 19
5600 Lenzburg
Schweiz
Tel.: (+41) 031 301 36 26
E-Mail: info@elpos.ch
Web: www.elpos.ch

IG-ADS – Interessengruppe Aufmerksamkeits-Defizit-Syndrom (ADS) bei Erwachsenen
Staldenstraße 10
3322 Schönbühl-Urtenen
Schweiz
Tel.: (+41) 031 859 02 27
E-Mail: info@igads.ch
Web: www.igads.ch

## Österreich

ADAPT – Arbeitsgruppe zur Förderung von Personen mit AD/HS und Teilleistungsschwächen
Hardtgasse 19
1190 Wien
Österreich
Tel.: (+43) 0676 516 5687
E-Mail: verein_adapt@yahoo.com
Web: www.adapt.at

## Internetadressen

Im Internet findet sich eine Vielzahl von Kontaktadressen, von denen nicht alle unproblematisch sind. Nachfolgend daher nur einige wenige, die aus unserer Sicht als hilfreich anzusehen sind:

- www.adhs.ch (ADD-Online)
- www.elpos.ch (Elpos-Schweiz: Verein für Eltern und Bezugspersonen von Kindern sowie Erwachsenen mit POS/AD(H)S)
- www.igads.ch (IG-ADS bei Erwachsenen – Interessengruppe und Beratungsstelle für Erwachsene mit einer ADHS und für ihre Angehörige)
- www.sfg-adhs.ch (Schweizer Fachgesellschaft für ADHS)
- www.sgvt-sstcc.ch (Schweizerische Gesellschaft für Verhaltens- und Kognitive Therapie)
- www.dr-haeini.ch (/downloads/2007-adhs bei erwachsenen.pdf)
- www.adhs.org
- www.erwachsene-ads.de
- www.bv-ah.de (Webseite des Bundesverbandes Aufmerksamkeitsstörung/ Hyperaktivität e.V.)
- www.hypies.de (Informationen für Betroffene, Angehörige etc.)
- www.hyperaktiv.de

# Arbeitsblätter

# Arbeitsblatt: Screeningbogen für Erwachsene mit ADHS[1]

**1**

Viele Erwachsene leben schon lange mit einer Aufmerksamkeitsdefizitstörung/Hyperaktivitätsstörung (Erwachsenen-ADHS) und haben die Krankheit noch nicht erkannt. Warum? Die Symptome dieser Krankheit werden z. B. oft als Stress verkannt. Wenn Sie diese Art von Frustration bereits Ihr ganzes Leben lang empfunden haben, leiden Sie möglicherweise an ADHS – ein Leiden, das man diagnostizieren und behandeln kann.

Der nachstehende Fragebogen kann als Ausgangspunkt zur Erkennung der Anzeichen/Symptome der Erwachsenen-ADHS verwendet werden, soll jedoch nicht eine Beratung bei einer geschulten medizinischen oder psychologischen Fachkraft ersetzen. **Eine genaue Diagnose kann nur durch eine klinische Untersuchung gestellt werden.** Falls Sie unabhängig von den Ergebnissen des Fragebogens Fragen zur Diagnose und Behandlung der Erwachsenen-ADHS haben, wenden Sie sich bitte diesbezüglich an Ihren Arzt oder Psychologen (bzw. Psychotherapeuten).

| Markieren Sie das Kästchen, das am besten beschreibt, wie Sie sich in den letzten 6 Monaten gefühlt und sich verhalten haben. | niemals | selten | manchmal | oft | sehr oft |
|---|---|---|---|---|---|
| 1. Wie oft haben Sie Probleme, die letzten Feinheiten einer Arbeit zum Abschluss zu bringen, nachdem Sie die wesentlichen Punkte erledigt haben? | | | | | |
| 2. Wie oft fällt es Ihnen schwer, Dinge in die Reihe zu bekommen, wenn Sie an einer Aufgabe arbeiten, bei der Organisation gefragt ist? | | | | | |
| 3. Wie oft haben Sie Probleme, sich an Termine oder Verabredungen zu erinnern? | | | | | |
| 4. Wie oft vermeiden Sie oder verzögern Sie, die Aufgabe zu beginnen, wenn Sie vor einer Aufgabe stehen, bei der sehr viel Denkvermögen gefragt ist? | | | | | |
| 5. Wie oft sind Ihre Hände bzw. Füße bei langem Sitzen in Bewegung? | | | | | |
| 6. Wie oft fühlen Sie sich übermäßig aktiv und spüren den Drang, Dinge zu tun, als ob Sie von einem Motor angetrieben würden? | | | | | |

Zählen Sie die Anzahl der Ankreuzungen zusammen, die im **dunklen Bereich** erscheinen. Mindestens vier (4) Ankreuzungen deuten darauf hin, dass ihre Symptome der Erwachsenen-ADHS entsprechen. Es könnte für Sie von Nutzen sein, mit einem Arzt oder Psychologen (bzw. Psychotherapeuten) über eine Beurteilung zu sprechen.

1 Adult ASRS-V1.1 © 2003 Weltgesundheitsorganisation (WHO) sowie Arbeitsgruppe Erwachsenen-ADHS (Lenard Adler, Ronald Kessler, Thomas Spencer). Alle Rechte vorbehalten.

## Arbeitsblatt: Spaltenprotokoll zur Überprüfung von automatischen Gedanken 2

| „Was war die Situation in der meine Stimmung gekippt ist?“ | „Wie lautete der automatische Gedanke in der Situation?“ | „Welches Gefühl hatte ich dabei?“, „Wie stark war es auf einer Skala von 0 bis 100*?“ | „Welche Gedanken können mir helfen, besser mit der Situation klar zu kommen?“ |
|---|---|---|---|
| | | | |
| | | | |
| | | | |

*Anmerkung:* * 0 = das Gefühl war sehr schwach, 100 = das Gefühl war maximal stark

## Arbeitsblatt: Meine Stärken

**3**

Tragen Sie hier Ihre Stärken ein: Was mag ich an mir und was kann ich gut?

(Falls Ihnen nichts einfällt, überlegen Sie sich, was Ihre Bekannten sagen würden.)

## Arbeitsblatt: Meine Prioritätenliste **4**

| Prioritäts-bewertung | Aufgabe | Auf die Liste gesetzt am … | Erledigt am … |
|---|---|---|---|
| A | | | |
| | | | |
| | | | |
| | | | |
| | | | |
| | | | |
| B | | | |
| | | | |
| | | | |
| | | | |
| | | | |
| | | | |
| C | | | |
| | | | |
| | | | |
| | | | |
| | | | |
| | | | |

## Arbeitsblatt: Pro- und Contra-Liste

5

| Konsequenzen | kurzfristig | langfristig |
| --- | --- | --- |
| Pro Aufschieben | | |
| Kontra Aufschieben | | |

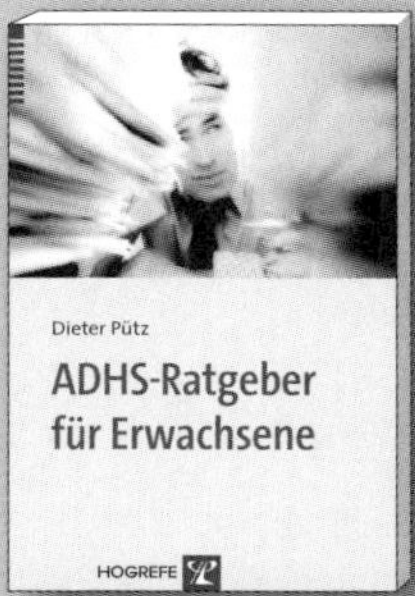


Dieter Pütz

## ADHS-Ratgeber für Erwachsenen

2006, 175 Seiten, Kleinformat, € 19,95 / CHF 28,50
ISBN 978-3-8017-1944-9 · E-Book € 16,99 / CHF 25,–

Der Ratgeber wendet sich an Erwachsene, die unter ADHS leiden, aber auch an Angehörige und Interessierte, die mehr über das Störungsbild erfahren möchten. Er informiert über das Störungsbild, die Diagnostik und Therapiemöglichkeiten und bietet zahlreiche Tipps für einen besseren Umgang mit der Problematik.

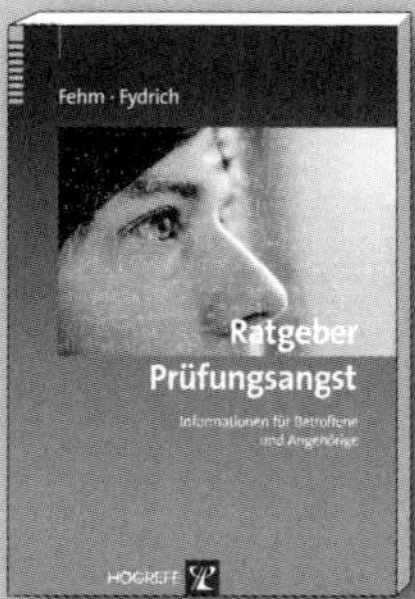


Lydia Fehm · Thomas Fydrich

## Ratgeber Prüfungsangst

*Informationen für Betroffene und Angehörige*

(Ratgeber zur Reihe »Fortschritte der Psychotherapie«, Band 26)
2013, 106 Seiten, Kleinformat, € 12,95 / CHF 18,90
ISBN 978-3-8017-2048-3 · E-Book € 10,99 / CHF 16,–

Der Ratgeber beschreibt, wie Prüfungsängste entstehen und informiert über Strategien und Techniken zur Bewältigung von Prüfungsängsten.

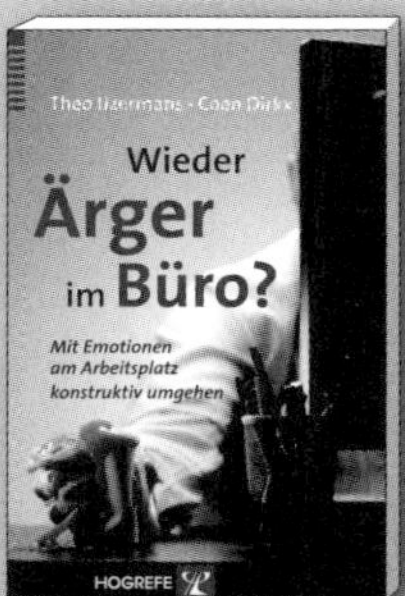


Theo Ijzermans · Coen Dirkx

## Wieder Ärger im Büro?

*Mit Emotionen am Arbeitsplatz konstruktiv umgehen*

2012, 74 Seiten, Kleinformat, € 14,95 / CHF 21,90
ISBN 978-3-8017-2472-6 · E-Book € 12,99 / CHF 20,–

Auf der Basis des Rationalen Effektivitätstrainings (RET), das auf Albert Ellis zurückgeht, vermittelt das Buch anhand zahlreicher Beispiele aus dem Berufsalltag, wie mit negativen Gefühlen konstruktiv umgegangen werden kann.

HOGREFE

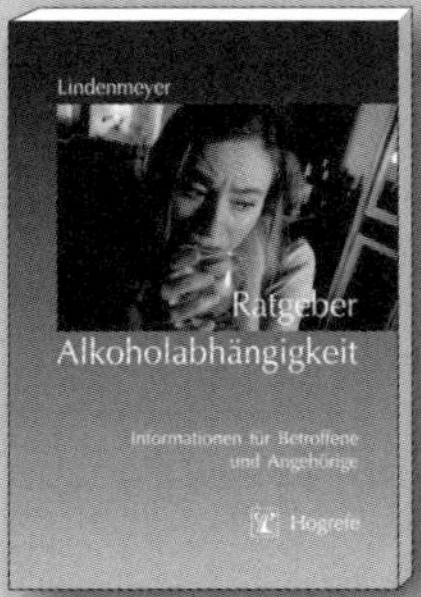


Johannes Lindenmeyer

## Ratgeber Alkoholabhängigkeit

*Informationen für Betroffene und Angehörige*

(Ratgeber zur Reihe »Fortschritte der Psychotherapie«, Band 1)
2004, 56 Seiten, Kleinformat, € 7,95 / CHF 11,90
ISBN 978-3-8017-1760-5 · E-Book € 6,99 / CHF 10,–

Der Ratgeber soll dabei helfen, dass Betroffene selbst sich ein qualifiziertes Urteil über ihre eigene Situation bilden, die verschiedenen Formen und die Entstehung der Alkoholabhängigkeit besser verstehen sowie einen gangbaren Ausweg aus ihrer Situationen finden können.

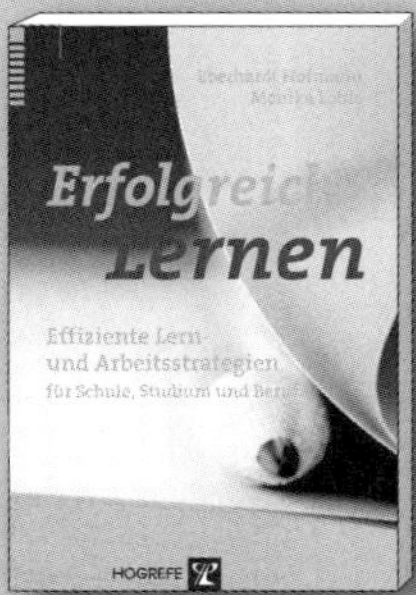


Eberhardt Hofmann · Monika Löhle

## Erfolgreich Lernen

*Effiziente Lern- und Arbeitsstrategien für Schule, Studium und Beruf*

2., neu ausgestattete Auflage 2012, 232 Seiten, € 24,95 / CHF 35,50
ISBN 978-3-8017-2470-2 · E-Book € 21,99 / CHF 30,–

Für den Erfolg in Schule, Studium und Ausbildung ist es wichtig, sich auf möglichst effiziente Weise Wissen anzueignen. Geeignete Techniken und Methoden des Lernens, Zeitmanagement und der persönliche Lernstil spielen dabei eine große Rolle. Das Buch vermittelt anhand zahlreicher Übungen, wie Lernen effektiver gestaltet und besser organisiert werden kann, um so Prüfungen erfolgreich zu bestehen.

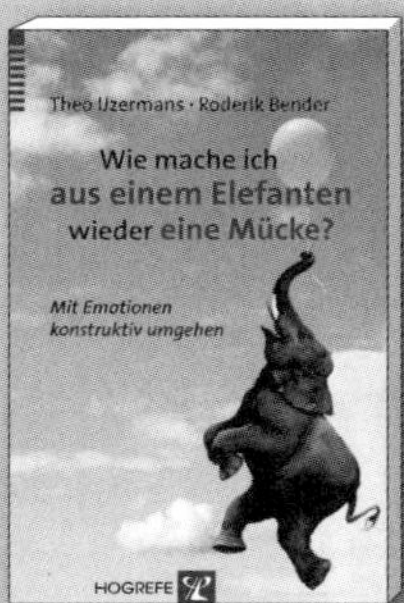


Theo Ijzermans · Roderik Bender

## Wie mache ich aus einem Elefanten wieder eine Mücke?

*Mit Emotionen konstruktiv umgehen*

2013, 155 Seiten, Kleinformat, € 16,95 / CHF 24,50
ISBN 978-3-8017-2476-4 · E-Book € 14,99 / CHF 20,99

Die Autoren zeigen in ihrem Ratgeber anhand zahlreicher Beispiele aus der Arbeitswelt, dass man negativen Gefühlen und Gedanken nicht hilflos ausgeliefert ist, sondern selbst dazu beitragen kann, dass aus einem Elefanten wieder eine Mücke wird.

HOGREFE